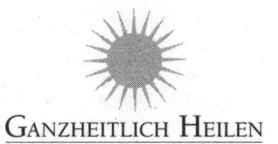

GANZHEITLICH HEILEN

W0084026

Buch

Hämorrhoiden sind krankhafte, entzündete Erweiterungen des Venengeflechts am After. Das Buch erklärt die Entstehungsursachen von Hämorrhoiden und nennt die Gesundheitsstörungen, die dieses Leiden begleiten.
Die Schulmedizin schlägt mehr oder minder radikale Behandlungsmethoden vor – von der Ernährungsumstellung über die Gabe von Cortison bis hin zu chirurgischen Eingriffen. Jedoch können Betroffene oft auch ohne schulmedizinische Hilfe erfolgreich gegen Hämorrhoiden vorgehen. Dieser Ratgeber liefert alle Informationen zu Verfahren aus der Pflanzen- und Naturheilkunde, die zur Eigenbehandlung von Hämorrhoiden geeignet sind. Neben grundlegenden medizinischen Hinweisen werden praktische Tips und Tricks weitergegeben. Das Buch enthält einen ausführlichen Adressenteil.

Autor

Peter Grunert, Jahrgang 1949, lebt mit Frau und Kind in Norddeutschland. Er ist Journalist und Fachbuchautor und schreibt vor allem über medizinische und naturheilkundliche Themen.

PETER GRUNERT

HÄMORRHOIDEN– DIE OFT VERSCHWIEGENE PEIN

Möglichkeiten der Heilung

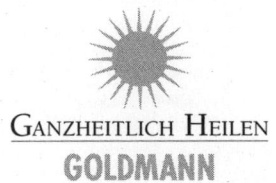

GANZHEITLICH HEILEN

GOLDMANN

Die hier vorgestellten Informationen sind nach bestem Wissen und Gewissen geprüft, dennoch übernehmen der Autor und der Verlag keinerlei Haftung für Schäden irgendeiner Art, die sich direkt oder indirekt aus dem Gebrauch der hier vorgestellten Anwendungen ergeben. Bitte nehmen Sie bei ernsthaften Beschwerden professionelle Diagnose und Therapie durch ärztliche und naturheilkundliche Hilfe in Anspruch.

Originalausgabe

Umwelthinweis:
Alle bedruckten Materialien dieses Taschenbuches
sind chlorfrei und umweltschonend.
Das Papier enthält Recycling-Anteile.

Originalausgabe Juni 1999
© 1999 Wilhelm Goldmann Verlag, München
in der Verlagsgruppe Bertelsmann GmbH
Umschlaggestaltung: Design Team München
Umschlagfoto: Design Team München
Druck: Elsnerdruck, Berlin
Verlagsnummer: 14161
Redaktion: Ralf Lay
WL · Herstellung/DTP: Martin Strohkendl
Made in Germany
ISBN 3-442-14161-3

1. Auflage

Inhalt

Kapitel 1
Allgemeines zum Thema Hämorrhoiden

Kapitel 2
Was sagt die Schulmedizin?

Kapitel 3
Natürliche Heilmittel und Verfahren

Kapitel 4
Die wichtigsten pflanzlichen Heilmittel

Kapitel 5
Asiatische Heilverfahren

Kapitel 6
Hilfen und Tips aus der Praxis

Kapitel 7

Anhang

Vorwort

Wie unterschiedlich selbst erfahrene Mediziner heutzutage die Probleme einschätzen, die mit Erkrankungen im Enddarmbereich einhergehen, zeigen die oft völlig konträren Fachveröffentlichungen zu diesem Thema. Auf der Internet-Seite des »Berufsverbandes der Coloproktologen Deutschlands e.V.« (www. coloproktologen.de) kann man beispielsweise unter dem Oberbegriff Hämorrhoiden, den man per Suchmaschine gewählt hat, auch folgendes lesen: »Schmerzlose Hautläppchen am Afterrand, ob zart oder derb (im Volksmund auch ›äußere Hämorrhoiden‹ genannt) sind praktisch immer harmlos. Diese ›Marisken‹ – auch wenn sie gelegentlich anschwellen – bedürfen keiner direkten Behandlung; sie weisen aber auf ›echte‹ (innere) Hämorrhoiden hin.«

Bleibt man weiter im Medium Internet – heutzutage und auch in absehbarer Zukunft wohl die größte und aktuellste Datenbank der Welt –, findet man dann auf einer Seite von Dermatologen (www.haut.de) einen Artikel zum Thema Hämorrhoiden mit dem Titel: »Hautärzte warnen vor Verharmlosung von anfänglich leichten Hämorrhoiden-Beschwerden«. Was soll der medizinische Laie, der die ersten störenden, oft schmerzhaften Juckanfälle im Analbereich verspürt, von solchen widersprüchlichen Aussagen halten?

»Muß ich jetzt sofort zum Arzt oder nicht? Was kommt nach dem Jucken? Geht es von alleine wieder weg? Was sind eigentlich diese Hämorrhoiden?« Spätestens an diesem Punkt seiner Überlegungen will man dann mehr über das Problem in Erfahrung bringen. Nun bietet der Büchermarkt gerade im Bereich

Gesundheit zu allen Themenbereichen eine Möglichkeit der raschen und umfassenden Information. Doch trifft dies offenbar aber leider nicht auf Hämorrhoidenprobleme zu. Geht man, so wie ich vor einigen Monaten, in eine Buchhandlung, kann man dort eine kleine Überraschung erleben: Es wurden mir ganze vier Titel zum Themenkomplex aus dem Verzeichnis der lieferbaren Bücher angeboten. Ich hatte mit wesentlich mehr literarischem Material gerechnet. Spontan entschied ich mich für zwei dieser Bücher, deren Titel ich an dieser Stelle der Fairneß halber nicht erwähnen möchte, denn ich war von beiden enttäuscht.

Das eine Buch handelte unter dem Stichwort »Hämorrhoiden« sowohl Krankheitsbild als auch die möglichen Therapieformen auf nur insgesamt fünf Seiten ab! Der Rest des Buches war anderen Darmproblemen vorbehalten. Das zweite Buch war zwar recht locker und auch für den Laien verständlich erklärend geschrieben, doch die insgesamt 76 Buchseiten, von denen nur knapp die Hälfte wirklich informativ waren, rechtfertigten den verhältnismäßig hohen Ladenverkaufspreis auf keinen Fall. Da täuscht auch ein Hardcover-Einband nicht drüber weg.

Als ich diese beiden Bücher in Händen hielt, stand für mich als Autor und Betroffener, der seit Jahren selbst mit Hämorrhoiden zu kämpfen hat, der Entschluß fest, mich nun ausführlicher mit dieser Thematik zu befassen. Das Ergebnis meiner Recherchen habe ich nun in Form dieses Ratgebers allgemeinverständlich zusammenzufassen versucht. Es war kein leichtes Unterfangen, denn Hämorrhoiden gehören auch heute noch zu den Tabuthemen in unserer ach so freien und modernen Welt. Bedanken muß ich mich hier deshalb vor allem bei den zahlreichen Menschen, die mir persönlich, fernmündlich, schriftlich und via Internet ihre eigenen Erfahrungen im Umgang mit den unangenehmen Dingen im Analbereich freimütig mitteilten, Tips gaben und mir so halfen, ein möglichst umfangreiches und praxisnahes Buch zu verfassen.

Wie viele Menschen weltweit wirklich von hämorrhoidalen

Problemen betroffen sind, drücken alleine die Zahlen aus, die in verschiedenen Quellen für unser Land angegeben werden: Fundierte Schätzungen gehen derzeit davon aus, daß mit etwa vierzig Millionen fast jeder zweite Bundesbürger zumindest einmal in seinem Leben unangenehme Erfahrungen mit dem »Brennen im Hintern« gemacht hat. Darüber ernsthaft reden will aber kaum jemand. Man schämt sich seiner Probleme und schweigt, meist auch seinem Hausarzt gegenüber. Der Hauptgrund hierfür ist meiner Meinung nach in unserer Erziehung zu suchen. Begriffe wie »anal«, »Hintern« oder »Arsch« sind stets mit negativen Zusätzen belegt, und nehmen gar einmal die lieben Kleinen diese »schmutzigen Worte« in den Mund, so heißt es gleich »Pfui« und »So etwas sagt man doch nicht!« Über Kot redet man am besten gar nicht, außer im Witz, und noch vor einigen Jahrzehnten, als die Toiletten in den Dörfern und kleineren Ortschaften noch nicht alle an der Abwasserkanalisation angeschlossen waren, versteckte man die Toilettenhäuschen irgendwo hinten im Garten.

Frei nach dem bayerischen Motto: »Wenn´s Arscherl brummt, ist´s Herzerl gesund« zierten oft herzförmige Ausschnitte die Toilettentüren. Dieser Satz mag zutreffend sein in Hinblick auf das sogenannte Roemheld-Syndrom, bei dem sich das Herz durch den geblähten Magen oder geblähte Därme nach oben verschiebt (nach dem Internisten Ludwig Roemheld [1871–1968]). Doch oft ist das »Herzerl« und der dazugehörige Körper nicht ganz so gesund, wenn das »Arscherl« brummt und zwickt. Oft macht sich nämlich ein hämorrhoidales Problem auf diese Art bemerkbar. Doch mit wem darüber reden?

Inzwischen haben sich auch in unserem Land die medizinischen Verbände und Institutionen mit diesem Thema befaßt, bei denen man sich weiterführend informieren kann. Die dazugehörigen Adressen finden Sie im Anhang dieses Ratgebers. Eine weitere Hilfe hat sich auch durch die Mittel und Möglichkeiten der modernen Kommunikationstechnologie ergeben: das

Internet. Durch die relative Anonymität, in der man sich in dem weltweiten Netz von Computern bewegen kann, fällt es einem wesentlich leichter, sich anderen Menschen gegenüber mit seinen Problemen zu öffnen. Allein, meist in einem abgeschlossenen Raum, vor seinem PC sitzend, kann man sich einen nichtssagenden Spitznamen verpassen und so für andere recht unerkannt in Chatkanälen oder Newsgroups mit Gleichgesinnten über Krankheitsformen, Diagnosemöglichkeiten und Therapieformen kommunizieren, ohne dabei jemandem direkt ins Gesicht sehen zu müssen. Da fällt das Reden über Probleme im Analbereich schon leichter als bei Bekannten oder auf dem Arztstuhl.

Für all die Menschen, die noch immer damit Probleme haben, sich offen über Hämorrhoiden zu informieren und sich beraten zu lassen, sei der vorliegende Ratgeber eine praktische Hilfe. All denjenigen, die sich bisher mühsam selbst informieren konnten, soll er dazu dienen, ihren bisherigen Wissensstand zu erweitern. All denen, die bereits unter den ersten Anzeichen hämorrhoidaler Probleme leiden, ohne dies richtig einschätzen zu können, soll er Berater sein und außerdem auch Helfer für diejenigen, denen das bösartige Jucken im Hintern bisher noch erspart geblieben ist, denen es aber noch bevorstehen kann. Letztendlich wird dieser Ratgeber für jeden Menschen interessant und hilfreich sein, denn vor Hämorrhoidenproblemen ist niemand sicher.

Peter Grunert,
im Frühjahr 1999

Einführung

Vor einigen Monaten las ich in einem Buch über Hausmittel unter dem Stichwort »Hämorrhoiden« folgendes als Einführung: »Wo finden Sie eine Salbe gegen Hämorrhoiden in Ihrem Drogeriemarkt? Ganz einfach: in dem Regal, vor dem die Leute mit Trenchcoat, dunkler Sonnenbrille und falschem Schnurrbart stehen.«

Ich hatte zwar keine dunkle Sonnenbrille auf, und mein Schnurrbart ist echt, doch auch ich hätte mich am liebsten bis zur Unkenntlichkeit verkleidet, als ich mich vor einigen Jahren in einer Apotheke erstmals nach einem wirksamen Mittel gegen Hämorrhoiden erkundigen wollte. Ich tat deshalb so, als ob ich den Auftrag von einer anderen Person dazu hätte, und hielt mich krampfhaft an einem handgeschriebenen Zettel fest. Als mich die sympathische Apothekerin nach meinen Wünschen fragte, mußte ich das in mir aufkeimende Gefühl, sofort auf dem Absatz kehrtzumachen und fluchtartig die Apotheke zu verlassen, mit aller Macht unterdrücken. Statt dessen fragte ich mit leiser Stimme, von einem unüberhörbaren Kratzen unterlegt: »Ist der Chef nicht da?« Schließlich wollte ich nicht auch noch mit einem Mitglied des anderen Geschlechts ausgerechnet über Analprobleme reden. Die junge Frau sah mir mit geübtem Blick sofort an, daß mir ihre Anwesenheit in diesem Moment peinlich war, und entschuldigte sich rasch: »Einen Moment, bitte, ich sehe nur schnell nach, ob der Chef gerade Zeit hat!«

Als kurz darauf ein junger Mann im weißen Kittel vor mir stand, war ich sichtlich erleichtert. Mit gesenktem Blick und gedämpfter Stimme trug ich ihm das Anliegen vor, mit dem mich angeblich ein fiktiver Schwager betraut hatte, bekam eine Salbe ausgehändigt, zahlte und beeilte mich, die Apotheke so schnell wie nur möglich wieder zu verlassen. Dabei war ich ganz stolz auf mich, denn die Hämorrhoiden quälten mich zu jenem Zeitpunkt bereits seit mehreren Monaten und endlich war ich über meinen eigenen Schatten gesprungen und hatte mit einem Fachmann darüber geredet. Erst viel später erfuhr ich mehr zufällig, daß der junge Mann nur ein Angestellter der Apotheke war und ich zuerst mit der Inhaberin gesprochen hatte, doch da machte es mir bereits kaum noch etwas aus, in Apotheken oder Drogerien über Hämorrhoidenmittel zu sprechen.

So wie mir ergeht es heutzutage nahezu allen Menschen, die unter Hämorrhoidalbeschwerden leiden. Niemand, außer einem Facharzt, möchte wirklich gern über Hämorrhoiden, Schmerzen im After oder Problemen am Hintern reden. Jedem ist es irgendwie peinlich, und daran trägt unsere Erziehung die Hauptschuld. Ist dann aber die erste Schwelle überschritten und man hat sich endlich zu einem Gespräch mit einem Fachmann – oder natürlich einer Fachfrau – durchgerungen, dann fällt alles viel leichter.

Es ist aber äußerst wichtig, bereits bei den ersten Anzeichen, die auf ein Hämorrhoidalleiden hindeuten, einen Facharzt aufzusuchen und das Gesundheitsproblem genauer untersuchen zu lassen. Je früher Sie ein unangenehmes »Jucken im Hintern« genauer diagnostizieren lassen, desto eher kann Ihnen auch geholfen werden. Eine Diagnose von Enddarmerkrankungen bereits im Frühstadium der Krankheit kann für den Betroffenen von großem Vorteil sein. Ebenso wie beginnende Hämorrhoiden-Probleme können auch andere Erkrankungen häufig allein durch eine Umstellung der Ernährung und der krankheitsfördernden Lebensumstände sinnvoll bekämpft werden. Langwierige Medikamententherapien oder etwa operative Eingriffe können so bereits im Vorfeld vermieden werden. Weniger Streß, eine andere Sitzhaltung, mehr und sinnvollere Bewegung und die richtige Nahrungsmittelzusammenstellung haben bei zahlreichen Menschen bereits kleine Wunder bewirkt, ohne daß ein Arzt benötigt wurde. Das gleiche gilt auch für den Einsatz zahlreicher Produkte aus dem großen Angebot der Naturheilkunde.

Hämorrhoidalleiden und die von ihnen verursachten Probleme nehmen zwar in unserer modernen Zeit ständig zu, sind aber kein wirklich »modernes« Gesundheitsproblem. Seit es Menschen gibt, leiden diese auch unter dem unangenehmen »Feuer im Hintern«. In der Antike und später, im Mittelalter, kam es häufig zu Entzündungen im Afterbereich und zu Hämorrhoidalleiden, die wegen mangelnder Hygiene und einsetzenden Infektionen sogar tödlich enden konnten. Da leben wir mit solchen und ähnlichen Krankheitsbildern heutzutage schon wesentlich ungefährlicher, nicht aber wirklich problemloser. Nachdem die moderne Schulmedizin zu Beginn des 20. Jahrhunderts die Naturheilkunde immer weiter verdrängte, gerieten auch zahlreiche der bis dahin eingesetzten Naturheilmittel und -verfahren teilweise in Vergessenheit. Seit etwas mehr als zwei Jahrzehnten ist in Europa und den USA aber eine Rückbesinnung festzustellen, und die Menschen greifen wieder mehr auf die altbewährten Heilmethoden und -mittel zurück. Hierzu trugen mit Sicherheit die gravierenden Ereignisse wie der Contergan-Skandal bei, aber auch die für den Patienten ruinösen Entwicklungen auf dem Sektor der Krankheitskosten in unserem Land. Wenn Arzneien auf pflanzlicher Basis teilweise weniger kosten als man bei adäquaten chemischen Medikamenten nur zuzahlen muß, kann auch dies zu einem Argument für den Einsatz von Naturheilmitteln werden.

Vor allem bei Hämorrhoidalleiden, bei denen sich die Schulmediziner über die unterschiedlichen Therapieformen völlig uneinig sind, wie im zweiten Kapitel noch genauer erläutert wird, können natürliche Heilmittel und Verfahren oft mehr bewirken als eine falsche Therapie.

Der vorliegende Ratgeber widmet sich neben den schulmedizinischen und naturheilkundlichen Therapiemöglichkeiten auch neuen Untersuchungstechniken und Heilverfahren. So soll dem Leser die Möglichkeit geboten werden, sich einen umfassenden Überblick über die Vielzahl der heute zur Verfügung stehenden Hilfemöglichkeiten bei Hämorrhoiden zu verschaffen. Der Ratgeber will keine einseitige Wertung vornehmen, sondern möglichst objektiv und umfassend informieren. Deshalb hat der Autor versucht, alle Heilrichtungen zu beleuchten und die wichtigsten Fakten dazu zu erläutern. Für welche Heilform und Therapie Sie sich entscheiden, bleibt natürlich völlig Ihnen überlassen.

Da nichts auf unserer Welt vollkommen ist, kann es auch der vorliegende Ratgeber nicht sein. Sollten Sie noch einen speziellen Tip oder eine Anregung haben, so können Sie uns dies gern schriftlich oder per E-Mail mitteilen. Die Adresse finden Sie im Anhang.

Kapitel 1

Allgemeines zum Thema Hämorrhoiden

Was sind eigentlich Hämorrhoiden?

Diese Frage ist gar nicht so einfach zu beantworten, wie es auf den ersten Blick scheinen mag, denn der Begriff »Hämorrhoiden« wird oft unterschiedlich verwendet (gr. haimorrhois = eigtl. »Blutsturz«). Liest man einmal in einem gängigen Volkslexikon nach, so findet man folgende oder eine ähnlich klingende Kurzerklärung: »Hämorrhoiden (gr.), knotige Venenerweiterung an der Schleimhaut von After oder Mastdarm.«

Schlägt man dann in einem medizinischen Fachwörterlexikon nach, lautet die Kurzdefinition etwa wie folgt: »Hämorrhoiden (gr.): anlagebedingte oder erworbene Hyperplasien des Corpus cavernosum recti mit Blutzufuhr über die Aorta rectalis superior (innere H.). Äußere Hämorrhoiden sind pathogenetisch damit nicht identisch.«

Schaut man nun in einem der wenigen Bücher zu diesem Thema nach, etwa in einem mit dem bezeichnenden Titel *Die Hölle im Hintern* von Gerhard Speer, so liest man auf Seite 22: »… denn Hämorrhoiden als solche hat jeder Mensch. Mit Hämorrhoiden wird man geboren, und das ist auch gut so, denn ohne sie wären wir alle unfähig, den Stuhl oder die üblen Winde zurückzuhalten. Erst durch Vergrößerung der angeborenen Hämorrhoiden entsteht ein Hämorrhoidalleiden.«

Im Internet erfährt man schließlich auf einer Homepage mit dem Titel »Meine Gesundheit«: »Hämorrhoiden sind sackartige, auch knotenförmige Erweiterungen der Venen des Enddarms oder des Afters. Man unterscheidet zwischen inneren und äußeren Hämorrhoiden.« Und auf einer anderen Homepage mit dem Titel »Infos über Hämorrhoiden« heißt es dann wieder: »Wenn sich die Mastdarmnerven erweitern (bis zu kirschkerngroßen Knoten), spricht man von Hämorrhoiden. Sie können im After bleiben oder durch den Druck beim Stuhlgang austreten und rufen Juckreiz, Schmerzen und häufig anale Blutungen hervor.«

Je mehr Quellen man zu diesem Thema befragt, um so mehr abweichende und teilweise gar völlig unterschiedliche Informationen erhält man zur Definition des Begriffs »Hämorrhoiden«. Ich möchte mich in diesem Buch nicht an neuen eigenen Definitionen versuchen und auch andere Autoren nicht schulmeisterlich korrigieren, doch sind Hämorrhoiden, so wie dieser Begriff heute von den Laien, Medizinern und Naturheilpraktikern verwendet wird, weder allen Menschen von Natur her gegebene, angeborene Körperteile, das sind die »Hämorrhoidalpolster« oder »Hämorrhoidalen Schwellpolster«, noch bestimmte Nervenentzündungen, auch wenn die damit verbundenen körperlichen Unannehmlichkeiten ganz schön »auf die Nerven gehen« können. Sprechen wir wirklich einmal über Hämorrhoiden, so ist sowohl beim Laiengespräch als auch bei der Unterhaltung mit einem Arzt in unserem Sprachgebrauch normalerweise die Rede von einem Hämorrhoidalleiden. Das Wort »Hämorrhoiden« wird dabei allgemein als Kurzform für das eigentliche Krankheitsbild Hämorrhoidalleiden benutzt.

So sehen es auch die meisten Mediziner in der alltäglichen Praxis. Deshalb beantwortete mein Hausarzt die Frage, was Hämorrhoiden eigentlich seien, wie folgt: »Hämorrhoiden sind variköse (krampfaderartige; Anm. d. Autors), knotenförmige Erweiterungen bzw. Hyperplasien der Venen des Enddarms oder Afters. Wir unterscheiden äußere und innere Hämorrhoiden«:

- Äußere Hämorrhoiden sind vergrößerte Venen, die sich vor allem bei der Stuhlentleerung oder auch bei starker körperlicher Belastung prall füllen. Häufig machen sie sich erst dann durch Schmerzen bemerkbar, wenn sich in ihnen Blutgerinnsel bilden. Diese werden als kugelige, dunkelrot bis blau gefärbte Knoten sichtbar, die vor allem beim Sitzen und bei der Stuhlentleerung Schmerzen verursachen. Oft sind äußere Hämorrhoiden nicht vererbt, sondern durch eigenes Fehlverhalten »erworben«.
- Innere Hämorrhoiden sind das Ergebnis der Vergrößerung und Veränderung von Schleimhautpolstern (mit Gefäßen), die sich am Übergang vom Enddarm zum After befinden. Diese Polster sind von den Arterien gut mit hellrotem (arteriellem) Blut versorgt.

Werden die Hämorrhoiden bemerkbar und beginnen Probleme zu verursachen, spricht man von einem Hämorrhoidalleiden, das die Mediziner in vier Erkrankungsstadien einteilen. Diese richten sich nach dem Grad des Hämorrhoiden-Austritts aus dem After (Grad des Prolapses):
- Stadium 1: Hämorrhoiden, die beim Pressen nicht aus dem After austreten. Sie liegen stets oberhalb der *Linea dentata* (siehe Glossar) und äußern sich meist in leichten Schwellungen, Juckreiz und leichten Schmerzen im Analbereich. Die Gefäßpolster sind vergrößert. Typische Symptome sind hellrote Blutungen während des Stuhlgangs und/oder kurz danach.
- Stadium 2: Hämorrhoiden, die nur beim Pressen unterhalb des Afters knotenartig austreten und dann wieder zurückgehen. Mit den Stuhl geht häufig hellrotes (arterielles) Blut ab. Der Juckreiz ist stärker als beim Stadium 1. Weitere Merkmale sind Brennen im Analbereich und Schleimhautabsonderungen.
- Stadium 3: Hämorrhoiden, die ständig – beim Pressen, doch auch beim normalen Sitzen und jeder Form von körperlicher Bewegung – unterhalb des Afters austreten, dann aber wieder zurückgehen. Es stellt sich beim Austreten der Hämorrhoi-

den mittlere bis starke Schmerzen ein. Die Analschleimhaut entzündet sich.

- Stadium 4: Hämorrhoiden, die unterhalb des Afters austreten und nicht mehr rückholbar sind. Starke Schmerzen im Analbereich, die unter Umständen lange anhalten, begleiten sie. Die Schmerzen können sich bei plötzlichen Bewegungen, vor allem im Sitzen, bis ins Unerträgliche steigern. Entzündungen treten in der Analschleimhaut und im gesamten Afterbereich auf.

Wie kann man Hämorrhoiden erkennen?

Nicht immer muß es sich um Hämorrhoidenprobleme handeln, wenn es im Analbereich juckt, blutet und schmerzt, aber allzuoft ist dies doch der Fall. Die Symptome vergrößerter Hämorrhoidalpolster sind quälend, häufig sehr schmerzhaft, aber zum Glück meist harmloser Natur:

- Juckreiz und Brennen im Afterbereich sind nicht nur unangenehm, sondern können vor allem in Gesellschaft oder bei Nacht zur Qual werden. Grund hierfür ist ein mangelnder Feinabschluß des Afters. So gelangen Stuhlreste und/oder Schleim auf die äußere Analhaut, die dadurch gereizt wird.
- Feuchtigkeit im Afterbereich tritt vor allem in der Sommerzeit, in warmen Räumen und des Nachts im Bett erschwerend auf. Wegen der Wärmeentwicklung und des hinzukommenden Schweißes steigert sich der bereits angesprochene Juckreiz noch.
- Ein Dranggefühl – ähnlich dem Gefühl, sich nicht komplett entleert zu haben – tritt meist dann auf, wenn die vergrößerten Hämorrhoidalknoten mehr oder weniger weit in den Analkanal vordringen.
- Helles Blut am Stuhl, in der Toilettenschüssel oder am Klopapier entsteht durch Verletzungen der feinen Oberflächengefäße vergrößerter Hämorrhoidalpolster. Es kommt dann zu arteriellen Blutungen, vor allem während des Stuhlgangs.

Doch auch helles Blut in Stuhl oder Unterwäsche ist noch lange kein sicherer Beweis für Hämorrhoiden, denn es gibt zahlreiche andere Gesundheitsprobleme im Bereich des Enddarms, die mit ähnlichen Symptomen einhergehen. Blut ist aber stets Grund für einen Arztbesuch, denn die Quelle der Blutung muß unbedingt erkannt werden.

Vorsicht bei Blut am Toilettenpapier oder im Stuhl! Die Ursache muß immer genau festgestellt werden!

Vor allem wenn man das vierzigste Lebensjahr bereits überschritten hat und sich Blutungen wiederholen, sollte unbedingt ein Arzt konsultiert werden, allerdings ohne daß man gleich an »das Schlimmste« denken muß. So kann es beispielsweise nach starkem Alkoholgenuß zu einer Blutung kommen, aber auch nach heftigen Durchfallattacken. Blut im Stuhl tritt ebenso bei infektiösen Darmerkrankungen auf. Diese Blutungen halten meist über einen Zeitraum von drei bis vier Tagen an. Blutige Durchfälle über eine längere Periode hinweg sind oft typische Anzeichen für chronische entzündliche Darmerkrankungen wie zum Beispiel Colitis oder Morbus Crohn. Zeigt sich dunkelrotes bis schwarzes Blut im Stuhl, so deutet dies auf eine Blutungsquelle oberhalb des Mastdarms hin. Das Blut wird, je länger es im Darmtrakt verbleibt, immer mehr zersetzt und dunkelt deshalb stark. Helles Blut auf dem Toilettenpapier oder in der Unterwäsche deutet neben Hämorrhoiden auch auf Afterrisse, wunde Hautstellen, geplatzte Afterrandknoten oder Tumoren hin.

Will man endgültige Gewißheit darüber haben, warum es »da hinten« plötzlich sticht und zwickt, die Unterwäsche verschmiert ist und sich kleine Blutstropfen im Toilettenpapier nach der Stuhlentleerung zeigen, hilft nur der Gang zum Arzt. In diesem Fall empfiehlt es sich, stets einen Facharzt (Proktologen) aufzusuchen, denn der ist auf die Erkrankungen des Enddarms spezialisiert und verfügt auch über die nötige Ausstattung, um alle wichtigen Untersuchungen vorzunehmen.

Damit er eine möglichst treffsichere Diagnose erstellen kann, muß der Proktologe nicht nur den Enddarm, sondern eventuell auch den gesamten Dickdarm untersuchen. Für die meisten Menschen sind diese Untersuchungen recht ungewohnt, doch nur in den seltensten Fällen wirklich unangenehm. Von einem geübten Fachmann angewandt, verlaufen sie praktisch völlig schmerzlos.

Zuerst wird in einem Arzt-Patienten-Gespräch die Krankheitsvorgeschichte (Anamnese) erzählt, die stets die Basis der ärztlichen Untersuchung bilden sollte. Danach kommen folgende Methoden zur Anwendung:

- Das wichtigste Hilfsmittel zur Untersuchung des Enddarmbereiches ist für jeden Proktologen der eigene Zeigefinger. Mit diesem, nur von einem kondomdünnen Gummihandschuh geschützt, tastet er zuerst den Enddarm ab, um sich so einen ersten Überblick zu verschaffen. Über diese Austastung, »Palpation« genannt, erhält der geübte Mediziner bereits wichtige Informationen, die entscheidend für sein weiteres Vorgehen sind. In der Regel lassen sich vergrößerte Hämorrhoidalpolster jedoch nicht ertasten.

- Will sich der Untersuchende weitere Informationen über den

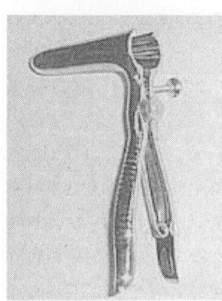

Spekulum

letzten Darmabschnitt verschaffen, nutzt er die Möglichkeiten der Endoskopie, einer Untersuchungstechnik mit Instrumenten, die als Rohre oder Schläuche entwickelt wurden und in den After eingeführt werden können. So benutzt er zum Beispiel einen Analspreizer (Spekulum, auch Spreizspekulum) zur genaueren Untersuchung von Analfisteln und Analfissuren im Afterinnern.

- Mit dem Proktoskop, einem dünnen, innenbeleuchteten Rohr, wird die Schleimhaut im Enddarm untersucht. Es dient auch zur Erkennung von Hämorrhoiden und später zur Beurteilung. Da beginnende Hämorrhoiden

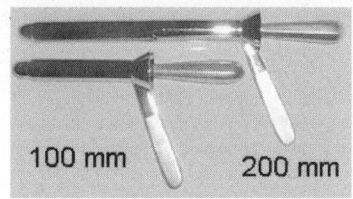

Proktoskop

kaum richtig tastbar sind, ist das Proktoskop das beste Hilfsmittel zur Früherkennung.

- Bei der Rektoskopie (Mastdarmspiegelung) wird das Rektoskop verwendet: ein starres Rohr von unterschiedlicher Länge und Stärke, mit dessen Hilfe der Darm schmerzfrei bis in eine Tiefe von rund 30 Zentimeter untersucht werden kann.

- Eine noch tiefer gehende Untersuchung, bis zu 60 Zentimeter weit, ist mit dem flexiblen Rekto-Sigmoidoskop möglich.

- Den gesamten Dickdarm in seiner vollen Ausdehnung zu untersuchen ermöglicht das flexible Kolonoskop, das meist bei einer ambulanten Untersuchung zum Einsatz kommt. Bei empfindlichen Patienten kann dies auch unter Teilnarkose geschehen.

- Neben den Untersuchungsmethoden mit starren oder biegsamen Rohren stehen dem Proktologen natürlich auch Röntgen- und Ultraschallgeräte zur Verfügung, die er nach Bedarf einsetzen kann.

- Hat der untersuchende Arzt eine verdächtige Stelle entdeckt, wird er gegebenenfalls vorsichtshalber Gewebeproben entnehmen, die dann für weiterführende Labortests verwendet werden.

Ist die Untersuchung abgeschlossen, wird der Spezialist dem Patienten die Gründe für seine Beschwerden erklären und die (hoffentlich) richtigen Therapievorschläge eröffnen. So erfährt der Betroffene, ob in seinem Fall die Hämorrhoiden als Grund für das Jucken und die Schmerzen im Analbereich verantwortlich sind oder sich ein anderes Krankheitsbild abzeichnet.

Der Aufbau unseres Verdauungstrakts

Probleme im Enddarmbereich haben ihre Ursache häufig bereits am Beginn unseres Verdauungssystems, in der Mundhöhle. Falsche Ernährung ist eine der Hauptursachen für zahlreiche Probleme im gesamten Magen-Darm-Trakt. Um den Weg besser verstehen zu können, den die Nahrung durch unseren Körper nimmt, und um einen Einblick zu bekommen, welchen unterschiedlichen Verdauungsprozessen sie auf ihrem Weg unterliegt, müssen wir uns den menschlichen Verdauungstrakt einmal etwas genauer betrachten.

Falsche Ernährung ist eine der Hauptursachen für Hämorrhoidalleiden!

Die Nahrung, ob flüssig oder fest, wird über die Mundhöhle (1) in den Körper eingebracht und gelangt so in den Verdauungstrakt, auch Verdauungskanal genannt. Im Mund wird die feste Nahrung zerkleinert und mit Speichel aufbereitet. Damit setzt bereits ein wesentlicher Verdauungsprozeß ein, und hier werden schon die häufigsten Fehler begangen. Wir modernen Menschen des Industrie- bzw. Informationszeitalters nehmen uns einfach nicht mehr genügend Zeit für die täglichen Mahlzeiten. Rasch wird das Mittagessen hinuntergeschlungen, denn die Pause ist wie üblich viel zu kurz, und schon hasten wir weiter. Die Speisen werden nicht richtig zerkleinert und nur ungenügend eingespeichelt, was schlecht ist für die weitere Nahrungsverarbeitung. Sie sollten sich beim Essen genügend Zeit für das Kauen und Einspeicheln lassen, denn mit dem Speichel gelangt bereits das erste der wichtigen Verdauungsenzyme (Ptyalin) in den Nahrungsbrei. Das Ptyalin baut die Stärken der Nahrung zu einfachem Zucker ab.

Nach dem Schlucken gelangt der Nahrungsbrei durch die Speiseröhre (5) und den Magenmund (6), »Kardia« genannt, in

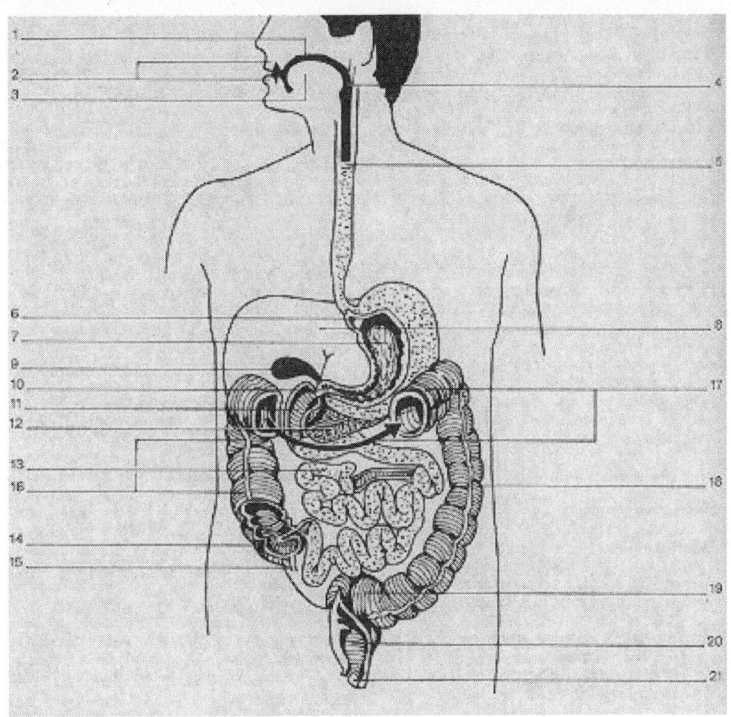

Der Verdauungstrakt

1 Mundhöhle
2 Lippen
3 Zunge
4 Rachen
5 Speiseröhre
6 Magenmund
7 Magen
8 Leber
9 Gallenblase
10 Magenausgang
11 Zwölffingerdarm

12 Bauchspeicheldrüse
13 Dünndarm
14 Blinddarm
15 Wurmfortsatz
16 aufsteigender Dickdarm
17 querliegender Dickdarm
18 absteigender Dickdarm
19 S-Darm
20 Mastdarm
21 After

den Magen (7). Hier werden dem Nahrungsbrei nun durch den Magensaft weitere Verdauungsfermente zugesetzt. So werden vor allem die Eiweiße in kleinere Bausteine zerlegt. Hierfür zeichnen vor allem zwei Faktoren verantwortlich: Salzsäure und das Verdauungsenzym Pepsin. Die Salzsäure wirkt auf den ankommenden groben Nahrungsbrei desinfizierend. So werden eventuell mit der Nahrung hereingekommene Bakterien abgetötet. Weiterhin bereitet die Salzsäure den im Magen befindlichen Brei für das Pepsin vor. Dieses hat die Eigenart, nur in saurer Umgebung richtig wirken zu können.

Durch den Magenausgang (10), auch als »Pförtner« bezeichnet, wird der inzwischen angedaute Brei weitertransportiert und gelangt so in den Dünndarm (13), der mit 5 bis 6 Metern den längenmäßig größten Teil des Darms ausmacht. Er beginnt mit dem Zwölffingerdarm (Duodenum), an den sich Leerdarm (Jejunum) und Krummdarm (Ileum) anschließen.

Nun beginnt die Aufspaltung der Fette. Die Eiweiß- und Kohlenhydratspaltung wird weitergeführt. Im Unterschied zum Magen wird die Nahrung im Dünndarm aber nicht ausschließlich zerlegt, sondern die zerlegten Bestandteile werden auch durch die Darmwand geleitet und so dem Körper zugeführt. Besonders schnell erfolgt die Zuckeraufnahme, denn Zucker besteht hauptsächlich aus einem Glucose-Fructose-Molekül, das mittels Speichel und Magensaft bereits zerlegt worden ist. So wird die Glucose auf direktem Weg in unseren Organismus eingeschleust, ebenso wie andere Nahrungsbestandteile des Verdauungsprozesses, die nun »verstoffwechselt«, weiterverarbeitet, als Energielieferanten verbrannt, zur Umwandlung in körpereigene Botenstoffe verwendet oder deponiert werden können.

Um die zerlegten Bestandteile der Nahrung in den Organismus einschleusen zu können, benötigen die Dünndarmzellen eine möglichst große Oberfläche. Hier hat sich die Natur eines kleinen »Tricks« bedient: Der Darm ist vielfach gefaltet, ähnlich wie eine Ziehharmonika. Dadurch wird, bei gleicher Länge, die

Oberfläche etwa verdreifacht. Da diese Fläche aber immer noch nicht ausreichend ist, sind die Falten mit sogenannten Zotten versehen. Das sind kleine, fingerförmige Ausstülpungen. Dies erhöht die Oberfläche auf das Zehnfache ihrer ursprünglichen Größe. Damit aber noch nicht genug, sind die einzelnen Zelloberflächen mit einer kammartigen Struktur versehen, »Mikrovillasaum« genannt, wodurch eine zusätzliche Oberflächenerhöhung um das Zwanzigfache erreicht wird!

Damit die Nahrungsbestandteile aber die Flächen der Darmwand passieren können, müssen sie in kleinste Bauteile zerlegt werden. Diese Aufgabe übernehmen die Verdauungssäfte mit den Enzymen, die sowohl aus der Bauchspeicheldrüse (12) als auch aus dem Dünndarm selbst hinzufließen, aber ebenso aus der Leber (8) und der Gallenblase (9). Galle ist ein Sekret, das in der Leber produziert und in der Gallenblase gespeichert wird. Von der Gallenblase aus gelangt sie über den Gallengang in den Dünndarm und wirkt dort fettlösend. Zahlreiche wichtige Fermente werden in der Bauchspeicheldrüse produziert. So zum Beispiel das lebenswichtige Insulin, ein blutzuckersenkendes Proteohormon (Eiweißhormon). Kann die Bauchspeicheldrüse kein oder zuwenig Insulin herstellen, leidet der Betroffene an der Zuckerkrankheit (*Diabetes mellitus*). Neben Insulin produziert die Bauchspeicheldrüse aber auch die wichtigsten Verdauungsenzyme Lipase, Amylase und Trypsin.

- Lipase spaltet Fette, auch Lipide genannt, in ihre Hauptbestandteile Glycerin und Fettsäure.
- Amylase zerlegt die Stärke aus der Nahrung in Zuckerbausteine, Glucose genannt.
- Trypsin verwandelt Eiweiße zu Aminosäuren, die einfachsten Bausteine der Eiweiße.

Im Dünndarm geschehen also die wichtigsten Trennvorgänge der Verdauung: Verwertbare Stoffe werden ins Körperinnere überführt, unverwertbare und toxische Stoffe an den Dickdarm weitergeleitet. Abfallprodukte, Krankheitserreger und andere

Bakterien müssen hierbei vom Körperinnern abgehalten werden. Dies kann nur eine gesunde Darmwand und eine gutfunktionierende Schleimhaut garantieren. Das gilt für den gesamten Darmbereich.

Der Dickdarm als nächster wichtiger Teil des Verdauungstraktes wird nach seinem Sitz in drei Bereiche unterteilt: aufsteigender (16), querliegender (17) und absteigender (18) Dickdarm. Hier verrichten vor allem körpereigene Bakterien ihre Arbeit und sind so an der letzten Aufschließung der Nahrung beteiligt. Die Bakterien im Dickdarm können bei ihrer Arbeit auch recht giftige Stoffe produzieren, die im ungünstigen Fall teilweise auch wieder vom Körper aufgesaugt werden. Dies geschieht vor allem dann, wenn die Darmentleerung behindert wird. Sei es durch Verstopfung, durch mechanische Hindernisse, aber auch durch zu langes Sitzen oder bewußtes Unterdrücken des Stuhlgangs. In den Körper gelangt, können diese Giftstoffe das allgemeine Wohlbefinden stark beeinträchtigen, etwa durch Unwohlsein oder Kopfschmerzen.

Eine weitere Funktion des Dickdarms ist die eines Zwischenspeichers, der den eigentlichen Kot aus den Nahrungsmittelresten produziert. Der im Dickdarm ankommende Brei ist meist noch recht flüssig. Ihm wird das Wasser entzogen und durch die Darmwand in den Körper abgeleitet. Diesen Prozeß nennt man »Osmose«. Er dient der Wasserversorgung unseres Körpers. Werden bei der Nahrungsaufnahme nicht genug Ballaststoffe aufgenommen, so kann es sein, daß dem Darminhalt zuviel Wasser entzogen wird. Der Kot verhärtet sich und führt so zu teilweise schmerzhaften Problemen beim Stuhlgang.

Was nun noch vom Speisebrei übrig ist, die Abfallprodukte des Stoffwechsels, wird weiter in den Mastdarm (20) transportiert. Dies ist eine Art flaschenförmiges Auffang- und Sammelgefäß. Wegen seiner Form wird er auch »Ampulle« genannt. Er ist sehr dehnfähig. Im Mastdarm wird der Kot zwischengelagert und tritt im Normalfall als Kotsäule durch den After (21) nach außen.

Der Mastdarm geht in der *Linea dentata* (gezahnte Linie) in den letzten Enddarmteil ein, den Analkanal. Die *Linea dentata* besteht aus zahlreichen taschenartigen Erhöhungen (Analpapillen) und Vertiefungen (Analkrypten), die der Linie ihr typisches Aussehen geben. In dieser Linie münden außerdem mehrere schleimerzeugende Drüsen (Analdrüsen) ein.

Der Analkanal wirkt wie ein Ventil am Ende des Verdauungstraktes. Vereinfacht dargestellt, wird bei Bedarf der Kanalausgang geöffnet, Gase oder/und Stuhlgang können entweichen, und das Ventil schließt sich wieder.

Die häufigsten Enddarmerkrankungen

Nicht alle Beschwerden »am hinteren Ende«, vor allem Juckreiz, wunde Stellen und plötzlich auftretende Schmerzen, deuten gleich auf krankhafte Hämorrhoiden hin. Neben Problemen, die sich aus mangelnder Hygiene ergeben, etwa durch Kotreste am After, Schweißablagerungen oder Schmutz auf der Haut, kennt die Medizin auch noch andere Erkrankungen, die mit für den Laien gleichen oder ähnlichen Symptomen einhergehen. Zum besseren Verständnis müssen wir uns den Enddarmbereich noch einmal etwas genauer betrachten.

Der Mastdarm (3) geht wie gesagt an der »gezahnten Linie« (*Linea dentata*, 6) in den letzten Enddarmteil über, den Analkanal. Dieser ist das eigentliche Endschließorgan des Darms. Hier sitzen auch die hämorrhoidalen

1. *Äußerer Schließmuskel*
2. *Innerer Schließmuskel*
3. *Mastdarm*
4. *Hämorrhoidale Schwellpolster*
5. *Afterdrüsen*
6. *Linea dentata*

Schwellpolster (4). Wegen seiner hochsensiblen Aufgabe ist der Analkanal sehr komplex strukturiert. Seine Funktion kann er nur ausüben, weil in ihm Nerven und Muskeln auf äußerst diffizile Weise kommunizieren und zusammenwirken. Die Nerven des Analkanals sind mit dem Zentralnervensystem direkt vernetzt, und seine nervenreiche Auskleidung, »Anoderm« genannt, ist sehr sensibel. Daher kommt es, daß gerade der Analkanal sehr schmerzempfindlich ist. Wer von den etwas älteren Lesern erinnert sich nicht an seine Kindheit zurück, als bei Krankheiten der Einsatz der noch vor einigen Jahrzehnten für zarte Kinderpopos meist völlig überdimensionierten Fieberthermometer bereits im Ansatz die lautesten Weinattacken hervorrief. So machen sich gerade Probleme in jenem Bereich des Enddarms meist mit sehr starken Schmerzen bemerkbar, die durch die nervliche Vernetzung auch auf den gesamten Enddarmbereich und das Becken ausstrahlen können.

Der Enddarm wird, wie wir nun wissen, von zahlreichen Muskeln und Organen umgeben, die alle erkranken können. Hinzu kommen weitere Störungen wie etwa:

- Unterleibserkrankungen bei Frauen,
- Prostataerkrankungen bei Männern,
- Harnblasenerkrankungen,
- Muskelverkrampfungen an Scham- und Steißbein, Bandscheibenvorfälle mit Ausstrahlungen in den Beckenboden.

Sie alle können ebenso diese unangenehmen Begleiterscheinungen wie Hämorrhoiden haben. Dann gibt es noch die weit verbreiteten Enddarmerkrankungen und Probleme wie beispielsweise:

- Afterentzündung,
- Afterjucken,
- Afterkrampf,
- Analabszeß,
- Analekzem,
- Analfissur,
- Analfistel,
- Analprolaps,
- Analthrombose,
- Feigwarzen,
- Inkontinenz,
- Kryptitis und
- Marisken.

Afterentzündung

Im Volksmund auch als »Wolf« bezeichnete Rötung, Schwellung, Nässung und Entzündlichkeit der Haut in der Aftergegend, durch Reibung erzeugt. Meist nach langen Märschen, beim Reiten oder Radfahren oder bei sportlichen Betätigungen wird die feuchte Haut durch Reibung geschädigt.

Therapie: In den meisten Fällen helfen Aufschläge mit Eichenrinde, Kamille oder Zinnkraut. Ebenfalls zu empfehlen sind Sitzbäder mit Lehm- oder Heilerde sowie Aromaölen. Aufschläge mit reinem Teebaumöl, zweimal täglich, haben auch bereits gute Erfolge erzielt.

Afterjucken

Häufiges oder dauerndes Jucken im Afterbereich kann unterschiedliche Gründe haben. Häufigste Auslöser sind: Hämorrhoiden, Ekzeme, Madenwürmer, aber auch die Zuckerkrankheit. Ebenso führt eine schlechte Reinigung des Afterbereiches nach dem Stuhlgang zu Juckreizen. Ist kein direkter Grund sofort erkennbar, können auch psychische Gründe eine Rolle spielen. Zuerst einmal muß der Auslöser entdeckt und therapiert werden, ehe man den Juckreiz wirklich bekämpfen kann. Meist verschwindet er auch nach Beseitigung des Auslösers von allein wieder.

Therapie: Um zu vermeiden, daß der juckende Hautbereich durch dauerndes Kratzen geschädigt wird und sich zu entzünden beginnt, sollte man das Kratzen, so gut es geht, unterdrücken. Ist die Haut aber bereits gerötet und beginnt zu schmerzen, helfen in den meisten Fällen Aufschläge mit Eichenrinde, Kamille oder Zinnkraut. Ebenfalls zu empfehlen sind Sitzbäder mit Lehm- oder Heilerde, sowie Aromaölen. Aufschläge mit reinem Teebaumöl, zweimal täglich, haben auch bereits gute Erfolge erzielt.

Afterkrampf

Dieses schmerzhafte, ruckartige Zusammenziehen des Schließmuskels kann sowohl körperliche Gründe, wie etwa bei entzündlichen After- und/oder Mastdarmerkrankungen, als auch psychische Auslöser haben. Bei Kindern, die einen Fieberkrampf bekommen, tritt häufig auch der Afterkrampf auf.

Therapie: Bei Afterkrämpfen können warme bis heiße Anwendungen zur Krampflösung eingesetzt werden. Beim kindlichen Fieberkrampf sollte ein Notfallmittel griffbereit im Kühlschrank liegen, wie etwa Diazepam Desitin. Dieses ist allerdings verschreibungspflichtig. Bei nichtschmerzenden Krämpfen helfen auch Dehnung und Massage des Schließmuskels.

Analabszeß

Als Abszeß (lat. *abscessus* = »Weggang«) wird eine eitrige, abgekapselte Entzündung bezeichnet. Häufig beginnt sie in den Afterdrüsen. Erste Anzeichen sind dann schmerzhafte Schwellungen am Afterrand. Auslöser ist meist eine »Analfistel«, die gefunden und fachgerecht beseitigt werden sollte, um ein weiteres Auftreten von Abszessen zu vermeiden, die zu schweren Schließmuskelschäden führen können.

Therapie: Ein Abszeß wird im Normalfall umgehend geöffnet, damit der Eiter abfließen kann. Damit lassen auch die akuten Schmerzen nach.

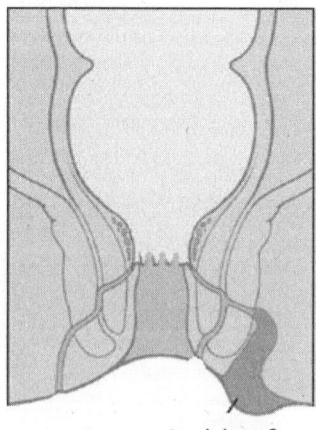

Analabszeß

Bei kleineren Infektionen können diese leicht mit Hilfe von Lavendelöl, Kamillenöl, Eukalyptusöl oder Kiefernnadelöl behandelt werden. Wesentlich besser eignet sich aber Teebaumöl, denn es hat auch noch die Eigenschaft, den Eiter unter der Haut zu zersetzen und wirkt deshalb besonders rasch. Hierbei genügt es, das Teebaumöl auf einen Wattebausch zu nehmen und die infektiöse Hautstelle damit mehrmals täglich zu betupfen.

Dadurch wird erreicht, daß das Öl die Haut durchdringt und bis zum Infektionsherd vorstößt, wo seine antibiotische Wirkung zum Einsatz kommt.

Analekzem

Hinter dem Begriff »Analekzem« (gr. *ekzein* = »aufkochen«) verbirgt sich ein juckender Hautausschlag, dem fast immer Hämorrhoiden als Ursache zugrunde liegen. Ein Analekzem macht sich meist in Form stark juckender Rötung bemerkbar. Dem Jucken folgt dann in der Regel die Bildung kleiner Pickel und Knoten, die sich, durch Kratzen noch unterstützt, öffnen und zu nässenden Pusteln werden. Es bildet sich Schorf, der wiederum oft abgekratzt wird, um sich erneut zu bilden. Selten handelt es sich bei diesen Symptomen um bestimmte Hautkrankheiten wie etwa Schuppenflechte (Psoriasis), die man mit einem speziellen Hauttest erkennen kann.

Therapie: Um ein Analekzem wirkungsvoll bekämpfen zu können, muß zuerst das Grundübel, also die Hämorrhoidalerkrankung oder das Hautleiden, geheilt werden.

Oft ist dazu eine Umstellung der Ernährung oder ein Arbeitsplatzwechsel erforderlich, weil die Ekzeme sonst immer wieder auftauchen können. Hinzu kommt eine unbedingte Gründlichkeit bei der Körperhygiene. Die genauen Behandlungsmaßnahmen sollten aber mit einem Arzt oder Heilpraktiker abgesprochen werden.

Zur Unterstützung dieser Maßnahmen können Sie Lavendel-, Sandelholz- oder Teebaumöl verwenden, das aber nicht in konzentrierter Form eingesetzt werden sollte. Verwenden Sie Lösungen mit einem Ölanteil von etwa 20

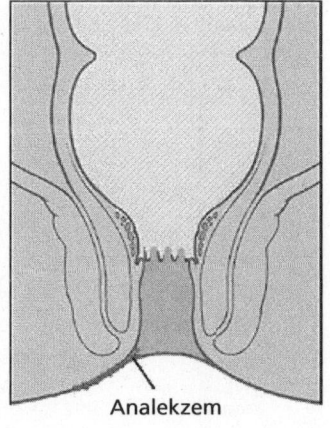

Analekzem

Prozent. Gerade das australische Teebaumöl wird hier wegen seiner anerkannt antibiotischen Wirkung in vielen Fällen Linderung verschaffen und eine Entzündung der durch das Kratzen geschädigten Haut verhindern.

Apfelessig führt dem Körper wertvolle Vitamine und Mineralstoffe zu. Er unterstützt die Leberfunktion und entlastet dadurch die Haut. Gegenüber Öl, Salben und Cremes hat Apfelessig den Vorteil, das Ekzem nicht zu verschließen. Er erneuert den schützenden Säuremantel der Haut, den stark alkalische Naturseifen zerstört haben. Er wirkt außerdem entzündungshemmend, lindert den Juckreiz sowie das Brennen und fördert den Heilprozeß. Ein Glas Wasser mit einem Eßlöffel Apfelessig vor jeder Mahlzeit, bis der Ausschlag abgeklungen ist, Packungen aus Apfelessig und Mais- bzw. Kartoffelmehl zur Linderung des Juckreizes sowie viel Apfelessig bei der Speisenzubereitung wirken zusätzlich unterstützend beim Heilprozeß.

Analfissur (Afterriß)

Die Analfissur (lat. *fissum* = »gespalten«) oder der Afterriß ist eine Verletzung in der Afterschleimhaut, die häufig durch Hämorrhoiden verursacht wird. Hierbei treten mittlere bis starke Schmerzen während des Stuhlgangs oder danach auf, die über Stunden hinweg anhalten können. Zumeist heilen diese kleinen Risse rasch selber ab. Wird ein Riß aber chronisch, so besteht die Gefahr einer Fistelbildung in Verbindung mit einer teilweisen Zerstörung des Schließmuskels.

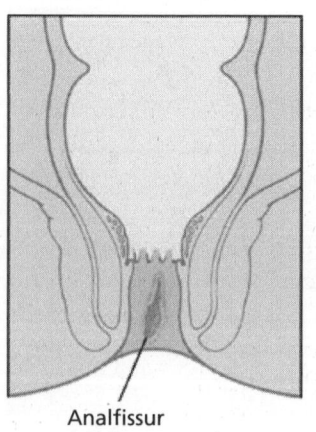

Analfissur

Therapie: In der Regel werden chronische Analfissuren operativ behandelt. Helfend wirkt hierbei eine kochsalzarme Kost, die in mehreren kleinen Mengen gegessen werden soll. Die Schmerzen können durch die Einnahme von rohen Säften gelindert werden. Auch lauwarme bis kalte Bäder und leichtes Einreiben mit kaltem Quark können die Schmerzen besänftigen.

Analfistel
Hierbei handelt es sich um Eitergänge (lat. *fistula* = »Röhre«) zwischen dem Analkanal und seiner Umgebung, aus deren äußeren Öffnungen sich oft eitriges Sekret recht schmerzhaft absondern kann.

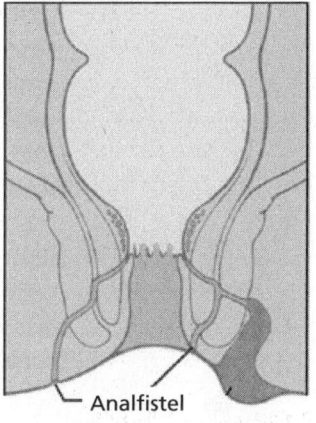
Analfistel

Therapie: Häufig bleiben Analfisteln zurück, wenn ein Abszeß operativ beseitigt wurde. Auch Fisteln lassen sich nur schwer entfernen, oft ist ein chirurgischer Eingriff notwendig. Begleitend kann man die Fistelumgebung mit Watte und Teebaumöl abtupfen sowie warme, aber nicht zu heiße Sitzbäder nehmen.

Analprolaps
Beim Analprolaps (lat. *prolapsus* = »Vorfall«) handelt es sich um ein Krankheitsbild, das direkt mit dem Hämorrhoidalleiden zusammenhängt. Teile eines vergrößerten Hämorrhoidalpolsters können nach außen vor den After fallen. Als Folge daraus ergibt sich neben starkem Juckreiz und ständigem Nässen auch ungewollter Stuhlabgang.

Therapie: Meist ist der Patient in der Lage, den herausgefallenen Hämorrhoidenteil selbst mit den Fingern wieder hinter den Schließmuskel zurückzudrücken. Da dieser Vorgang auf ein jahrelang nicht behandeltes Hämorrhoidalleiden hindeutet, sollte unverzüglich ein Arzt aufgesucht werden.

Analthrombose

Oft werden die schmerzhaften Knoten am Afterrand auch als »äußere Hämorrhoiden« bezeichnet, haben aber keine Beziehung zum eigentlichen Hämorrhoidalproblem. Sie entstehen durch Blutgerinnsel (gr. *thrómbosis* = »Blutgerinnung«) in den Blutadern des Afterrandes.

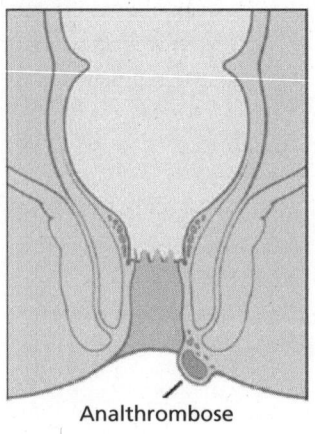

Analthrombose

Therapie: Analthrombosen können bei örtlicher Betäubung meist einfach entfernt werden. Die Naturheilkunde bietet zusätzlich vor allem bei der Nachbehandlung zahlreiche schmerzlindernde und entzündungshemmende Möglichkeiten, zum Beispiel Sitzbäder mit bestimmten Kräutern, Aromaöle und spezielle Packungen.

Feigwarzen

Diese unangenehmen, zunächst kleinen, warzenförmigen Veränderungen im Genital- und Afterbereich wurden früher fälschlicherweise oft als sichtbare äußere Merkmale der Geschlechtskrankheit Gonorrhoe (Tripper) bezeichnet. Sie können einzeln sowie in Gruppen entstehen und auch im Analkanal auftreten. Sie wachsen und vermehren sich sehr schnell und erreichen ohne Behandlung eine beträchtliche Größe. Auslöser für die Feigwarzen sind Viren, die man sich überall holen kann. Natürlich können sie beim Geschlechtsverkehr übertragen werden, aber auch über Waschlappen, Handtücher und alle anderen Gegenstände im Hygienebereich, die mehrere Menschen gemeinsam benutzen.

Therapie: Da Feigwarzen ab einer bestimmten Größe nicht nur sehr unangenehm, sondern in Einzelfällen auch recht bösartig werden können, wird die rechtzeitige Entfernung empfohlen. Hierzu ist in der Regel nur ein kleiner ambulanter Eingriff in einer Facharztpraxis nötig.

Inkontinenz

So wird eine Störung des Afterverschlusses bezeichnet, die zur Folge hat, daß die Stuhlentleerung nicht wie gewünscht kontrolliert werden kann, auch können Darmgase ungewollt entweichen. Häufig macht Inkontinenz (lat. *continere* = »zusammenhalten«) sich durch Nässen im Afterbereich bemerkbar, wodurch die Unterwäsche verschmutzt.

Therapie: Die Ursachen für Inkontinenz können sehr vielfältig sein und bedürfen einer genauen Diagnose durch einen Spezialisten, der dann auch die nötige Therapieform festlegen kann. Wichtig ist es, daß die Ursache so frühzeitig wie möglich geklärt ist; zögern Sie also nicht, bereits bei den ersten Anzeichen einen Spezialisten aufzusuchen.

Kryptitis

Unter diesem Krankheitsbild verstehen wir eine Entzündung der kleinen Schleimhauttaschen der bereits mehrfach erwähnten *Linea dentata*, also des Übergangs zwischen Mastdarm und Analkanal, Analkrypten genannt (gr. *kryptós* = »verborgen«). Sie können sich durch die Entzündung vergrößern und vor allem nach dem Stuhlgang einen langanhaltenden Schmerz im Analbereich hervorrufen und sind oft die Vorstufe von Analabszessen und Analfisteln. Weitere Anzeichen sind Nässen und unbestimmte Druckgefühle. Die Entzündung wird entweder durch ein Hämorrhoidalleiden oder durch Stuhlreste hervorgerufen, die sich in den Analkrypten festsetzen. Letzteres tritt meist dann ein, wenn der Stuhl über einen längeren Zeitraum hinweg recht dünnflüssig ist.

Therapie: Vor allem wenn Kryptitis als Folge von Durchfall auftritt ist eine Ernährungsumstellung auf eine ballaststoffreichere Kost angeraten. Direkthilfe zur Entzündungsbekämpfung bieten hier die in Kapitel 2 näher erläuterten Analtampons (siehe Seite 53), die gezielt am Entzündungsbereich eingesetzt werden können.

Marisken

Diese nichtschmerzenden Hautläppchen am Afterrand, von Laien ebenso »äußere Hämorrhoiden« genannt, sind praktisch immer harmlos (lat. *marisca* = eine Feigenart). Im Gegensatz zu Hämorrhoiden füllen sie sich nicht bei Betätigung der Bauchpresse.

Therapie: Auch wenn sie gelegentlich anschwellen, bedürfen Marisken in der Regel keiner direkten Behandlung. Sie weisen aber womöglich auf »echte« (innere) Hämorrhoiden hin; bzw. sie sind der Rest einer abgeheilten Hämorrhoidalthrombose. Größere Marisken werden meist vom Arzt entfernt.

Die Hauptgründe für Hämorrhoidalleiden

Probleme mit krankhaft veränderten Hämorrhoidalpolstern sind so alt wie die Menschheit, doch hat die Zahl der Betroffenen sich in unserer modernen Welt sprunghaft vermehrt, und man spricht heute im Zusammenhang mit Hämorrhoidalleiden von einer typischen Zivilisationskrankheit. Vieles, was unser aller Leben vereinfacht und es lebenswerter machen soll, trägt mit zur krankhaften Veränderung der Hämorrhoiden bei. Vor allem unsere immer weiter denaturierten Nahrungsmittel sind inzwischen als einer der Hauptgründe erkannt worden, die Erkrankung hat aber auch folgende Ursachen:

- Eine Bindegewebsschwäche gilt nach neuen Untersuchungen als eine der wichtigsten Ursachen, doch reicht sie allein meist nicht aus, krankhafte Veränderungen der Hämorrhoidalpolster hervorzurufen. Den Rest »erwerben« wir meist durch unsere Lebensführung.

- Falsche, vor allem ballaststoffarme, also faserarme Ernährung trägt zur Entstehung von Hämorrhoidenproblemen bei.
- Verstopfung und Abführmittel bilden einen für Hämorrhoidalprobleme tödlichen Kreislauf.
- Zu starkes Pressen beim Stuhllassen wirkt sich negativ auf die Hämorrhoidalpolster aus.
- Bei Frauen kann auch die Schwangerschaft das Hämorrhoidalleiden begünstigen.
- Der Faktor »Streß« kann hämorrhoidale Probleme fördern.
- Eine ungesunde Lebensweise, mit Bewegungsmangel gepaart, kann ebenfalls zu Hämorrhoidenproblemen führen.

Bindegewebsschwäche

Das Bindegewebe, aus sehr wandlungsfähigen Zellen gebildet, umschließt alle Körperorgane und verbindet sie miteinander. Veranlagungsbedingt kann es erschlaffen, aber auch aus Altersgründen oder wegen mangelnder Belastung (Bewegungsmangel). Neue Untersuchungen haben gezeigt, daß die erblich bedingte Bindegewebsschwäche einer der Hauptgründe für ein Hämorrhoidalleiden ist. In Familien mit anlagebedingter Schwäche des Bindegewebes treten Hämorrhoidenprobleme wesentlich häufiger auf als in anderen.

Falsche Ernährung

Eine falsche, in diesem Fall ballaststoffarme Ernährung wird inzwischen als häufigster auslösender Grund gesehen. Unter Ballaststoffen verstehen wir pflanzliche Inhaltsstoffe unserer Nahrung, die während des Verdauungsvorgangs zum größten Teil nicht abgebaut werden können. So passieren sie den Dünndarm in unveränderter Form und werden dann teilweise von den Bakterien im Dickdarm aufgespalten. Einige Teile der Pflanzenfasern werden auch unverändert ausgeschieden. Diese Bestandteile von pflanzlichen Zellwänden und Gerüsten haben die wichtige Eigenschaft, Wasser an sich zu binden und aufzuquellen. So vergrößert sich die Stuhlmenge und der Dickdarm dehnt sich, wodurch die Darmtätigkeit allgemein angeregt wird.

Für die Hämorrhoiden ist hierbei von Bedeutung, daß eine zu geringe Dickdarmfüllung infolge ständiger ballaststoffarmer Ernährung zu Muskelverkrampfungen im Mastdarm und Analbereich führen kann. Durch diese Muskeln laufen aber auch diejenigen Blutgefäße, die zur Durchblutung der Hämorrhoidalpolster nötig sind. Sie werden dann zugedrückt und das Blut aus den Hämorrhoidalpolstern kann über die Drosselvenen nicht mehr abfließen. Die Polster bleiben so bei der Stuhlentleerung gefüllt und können sich nicht wie im Normalfall entleeren. Zusätzlich wirkt der Druck beim Pressen, der automatisch bei der Stuhlentleerung erfolgt. Die Konsequenz daraus ist: Die Hämorrhoidalpolster werden nach außen gedrückt und sinken langsam in den Analkanal ab. Erfolgt keine Änderung, werden sich nach und nach alle Grade der Hämorrhoidalbeschwerden einstellen.

Verstopfung und Abführmittel

Die häufigsten Gründe für eine Verstopfung (Obstipation) sind hinlänglich bekannt: ballaststoffarme Kost, zuwenig Flüssigkeitsaufnahme, zuwenig Bewegung, langes Sitzen und Streß. Als Folge kann man nicht mehr täglich, sondern nur noch alle zwei, drei oder vier Tage auf die Toilette gehen, um den Darm zu entleeren. Der Kot wird hart, und es stellen sich oft Schmerzen beim Pressen ein. Gerade das starke Pressen bei hartem Stuhl führt aber dazu, daß die Aufhängung unserer Beckenorgane auf Dauer überlastet wird. Auch die Hämorrhoidalknoten lösen sich von der Wand und gleiten in den Analkanal ab.

Wir neigen in solchen Fällen zum raschen Griff nach einem Medikament, hier zu einem Abführmittel. Was aber kaum beachtet wird: Abführmittel sind stets nur für einen kurzfristigen Einsatz gedacht und keine Langzeitmedikamente! Sie führen, auf Dauer eingenommen, zu einer erhöhten Wasserabgabe der

Darmschleimhaut, verbunden mit einem starken Flüssigkeitsverlust. Das wiederum führt zu einem Ungleichgewicht der lebenswichtigen Elektrolyte und des Mineralstoffs Kalium. Dieser ist aber wichtig für den Muskelaufbau. So schwächt der andauernde Gebrauch von Abführmitteln die Darmmuskulatur und führt – so widersprüchlich dies auch erscheinen mag – letztendlich wiederum zu Verstopfung. Der immer träger werdende Darm wird künstlich zur häufigen Entleerung gezwungen und somit in seiner Funktion gestört. Der ständige Stuhlzwang erhöht den Druck auf den Schließmuskel, woraus sich Hämorrhoidenprobleme ergeben können.

Zu starkes Pressen

Wer oft nur in Eile auf die Toilette hastet und sich nicht die nötige Zeit zur Stuhlentleerung läßt, neigt automatisch dazu, stark zu pressen, um seine »leidige Pflicht« so schnell wie möglich hinter sich zu bringen. Wie wir zuvor bereits angesprochen haben, wird auch hierbei der Druck auf den Schließmuskel unnötig erhöht, und es kann zu Hämorrhoidalleiden kommen.

Schwangerschaft

War man noch vor einigen Jahren der Meinung, daß eine Schwangerschaft bei Frauen als Auslöser für Hämorrhoidalleiden angesehen werden kann, weiß man heute, daß die Schwangerschaft bestenfalls als begünstigender Faktor zu werten ist, denn ohne entsprechende Veranlagungen oder Einflüsse führen »andere Umstände« selten zu Problemen mit Hämorrhoiden. Untersuchungen an Universitäten in den USA und Kanada haben gezeigt, daß zwar im letzten Schwangerschaftsdrittel die Beschwerden im Analbereich eine steigende Tendenz aufweisen, daß aber mehr als 90 Prozent aller erkrankten Frauen auch andere der bereits erwähnten auslösenden Gründe aufwiesen.

Man hat inzwischen ebenso herausgefunden, daß es nicht das heranwachsende Baby ist, welches durch seinen Druck auf die

Beckengefäße als Auslöser zu betrachten ist, sondern die hormonellen Veränderungen, die eine Schwangerschaft mit sich bringt – sie können die Hämorrhoidalleiden auslösen oder doch zumindest begünstigen. Nach den genauen Zusammenhängen zwischen Schwangerschaft und Hämorrhoiden wird noch geforscht, dennoch ist man aber sicher, daß vorbeugende Maßnahmen wie eine ballaststoffreiche Ernährung und eine gesunde Lebensführung das Risiko der krankhaften Hämorrhoidenveränderung auch während einer Schwangerschaft deutlich verringern können.

Streß

Besonders der Streß, dem wir alle unterliegen, wird in unserer Zeit als Auslöser für zahlreiche Krankheiten verantwortlich gemacht. Dies trifft auch auf das Hämorrhoidenleiden zu, denn in Streßsituationen kommt es nicht nur zu einem erhöhten Druck im Mastdarm- und Analbereich, sondern auch das Eßverhalten zahlreicher Menschen verändert sich bei ständiger Überforderung.

Es gibt Menschen, die in Streßsituationen wesentlich mehr essen als in Ruhephasen, und wieder andere, die unter Belastung »keinen Brocken hinunterbringen« und so kaum Nahrung zu sich nehmen. Beide Situationen wirken sich sowohl auf die Darmtätigkeit als auch auf den Stoffwechsel negativ aus.

Vor allem der dabei auftretende Druckanstieg in Mastdarm und Analkanal ist bereits als Auslöser für Hämorrhoidalbeschwerden genannt worden.

Ungesunde Lebensweise

Obwohl die Schulmedizin sowohl Übergewicht als auch eine ungesunde Lebensweise nicht zu den auslösenden Faktoren eines Hämorrhoidalleidens zählt, weisen zahlreiche Alternativmediziner darauf hin, daß vor allem Bewegungsmangel, stundenlanges Sitzen am Schreibtisch, vor dem Fernseher oder im

Auto und Alkoholexzesse zumindest negative Wirkungen auf Hämorrhoidenbeschwerden haben.

Zwar schreibt Prof. Dr. med. Peter Otto in seinem Buch über Hämorrhoiden: »Weder Rauchen noch Übergewicht, noch eine sitzende Tätigkeit führen per se zum Hämorrhoidalleiden«, doch habe ich am eigenen Leibe erfahren, daß gerade stundenlanges Sitzen sehr wohl auf direktem Weg ein Hämorrhoidalleiden verursachen kann. Meine Probleme begannen erst, als ich vom journalistischen Leben, verbunden mit täglichen Aktivitäten außer Haus und viel Bewegung, zum Autor wurde, der bis zu sechzehn Stunden täglich am Computer verbringt. Bereits nach wenigen Monaten litt ich an Verstopfung, legte einige Kilo an Gewicht zu und fand die ersten Blutspuren im Toilettenpapier, vom unangenehmen Gefühl im Analbereich und immer häufiger auftretendem Jucken am Hintern begleitet.

Da meine Frau nicht anders kochte als in den Jahren zuvor, kamen ernährungsbedingte Ursachen nicht in Frage. Erst als ich mich auf dringendes Anraten eines befreundeten Arztes hin dazu durchringen konnte, mir selbst wieder mehr Bewegung aufzuerlegen, ließen auch die ärztlich diagnostizierten Hämorrhoidenbeschwerden wieder nach. Vor allem Menschen, die aus einer mit viel Bewegung verbundenen Tätigkeit in eine sitzende überwechseln, klagen nach kurzer Zeit häufig über Magen- und Darmprobleme, haben eine schlechtere Verdauung und leiden oft unter hartem Stuhl.

Wir können also festhalten: Auch wenn eine ungesunde Lebensweise möglicherweise nicht »per se« zum Hämorrhoidalleiden führt, wirkt sie sich zumindest negativ auf den weiteren Krankheitsverlauf aus, und eine Umstellung auf eine gesündere Lebensweise wirkt auf jeden Fall therapieunterstützend.

Kapitel 2

Was sagt
die Schulmedizin?

Wer im Bereich der Schulmedizin in allen Praxen unseres Landes angewandte Standard-Therapieformen für Hämorrhoidalleiden erwartet, wird schnell bitterlich enttäuscht. So war beispielsweise in der *Deutschen Ärztezeitung* am 16. Februar 1998 unter dem Titel »Proktologische Erkrankungen/Ergebnis einer bundesweiten Umfrage von Chirurgen« nachzulesen: »Gegen das Hämorrhoidalleiden hat jeder Doktor ein anderes Rezept.«

> **»Gegen das Hämorrhoidalleiden
> hat jeder Doktor ein anderes Rezept.«**

Besagter Artikel befaßt sich mit dem Ergebnis einer Fragebogenaktion bei praktizierenden Ärzten, die an den Tag gebracht hat, daß die Therapie von Patienten mit häufigen proktologischen Erkrankungen äußerst unterschiedlich ist. Dort kann man lesen, daß Hämorrhoiden desselben Stadiums »ligiert, sklerosiert, infrarot- und kryotherapiert oder mit einem Analdehner behandelt« werden. »Manche Patienten werden sogar operiert – je nachdem, welcher proktologisch arbeitende Arzt zu Werke geht.« Diese Feststellung gilt auch für andere Enddarmprobleme wie etwa die Analfissur. Weiter heißt es in diesem Fachartikel: Es gibt »ein großes Spektrum von Therapien, die von den einen enthusiastisch vertreten und von den anderen kategorisch abgelehnt werden, so die Bestandsaufnahme von Dr. Matthias Kraemer und seinen Kollegen in Würzburg«.

Bei der von Dr. Kraemer und seinen Kollegen ausgewerteten Umfrage handelt es sich um 585 verschickte Fragebögen, von denen rund die Hälfte beantwortet zurückkamen. Was den auswertenden Ärzten besonders auffiel, war die geringe Zahl an hochwertigen Studien zu den jeweils genannten Therapien. Auch in der forschenden Medizin zählen die Hämorrhoidalleiden also nicht gerade zu den bevorzugten Themen, obwohl die Hälfte der Menschheit davon betroffen ist.

Für den Patienten mit Hämorrhoidenproblemen dürfte dieser Artikel für noch mehr Verwirrung als zuvor gesorgt haben, denn er erfuhr auch, daß 43 Prozent der befragten Ärzte schmerzlindernde Zäpfchen oder Salben bei Hämorrhoidalleiden für gänzlich ungeeignet halten, während 47 Prozent völlig gegenteiliger Meinung sind. Ebenso gespalten war die Auffassung bei der wichtigen Frage: »Operieren oder nicht?« Selbst beim Einsatz von medizinischen Handwerkszeugen wie beispielsweise dem Analdehner teilen sich die Ansichten: 55 Prozent nutzen dieses Verfahren regelmäßig, 45 Prozent halten es für verfehlt.

Wer den Artikel ganz aufmerksam gelesen hat, konnte darüber hinaus erfahren, daß bei den Umfrageergebnissen auch Außenseitermethoden propagiert wurden, die von den Initiatoren der Umfrage aber nicht berücksichtigt wurden. Begründung hierfür: »Auf die Wiedergabe exotischer Einzelmeinungen wurde weitgehend verzichtet«. Da es sich bei den Auswertern der Fragebögen ebenfalls um Schulmediziner handelt, ist es nicht weiter verwunderlich, daß alle Therapieformen, die nicht – oder auch noch nicht – in den einschlägigen Fachbüchern nachzulesen sind, als »exotisch« eingestuft werden.

In diese Kategorie würde wohl auch eine neuentwickelte Methode der Mediziner im Universitätskrankenhaus von Lidköping (Schweden) fallen. Wie die Nachrichtenagentur TT am 27. Januar 1999 meldete, haben die Ärzte bei mehr als hundert Patienten die schmerzhaften Erweiterungen der Mastdarmvenen um den After herum seitlich in den Enddarm geschoben und dort mit einer Art Heftklammer befestigt. Dort seien sie »neutralisiert«, hieß es, und diese Methode sei wesentlich weniger schmerzhaft und einfacher als eine operative Entfernung. Die Patienten spüren die Klammern angeblich nicht, die zwei bis drei Jahre später entfernt werden. Diese Technik wird versuchsweise in fünfzehn Krankenhäusern in Schweden, Dänemark und Großbritannien angewendet (»Heftklammern gegen Hämorrhoiden«, Internet: www.lifeline.de/news/heute/januar/ 28jan–01.htm/).

Wie dem auch sei – wer mit einem Hämorrhoidalleiden einen Arzt aufsucht, sei es sein Hausarzt, ein Dermatologe, Internist oder Proktologe, hat bereits einen wichtigen Schritt auf dem Weg zur Linderung und Beseitigung seiner Probleme getan. Der Arzt wird erst einmal den genauen Grund und den Grad der Erkrankung feststellen, denn nur wenn er weiß, woran sein Patient genau leidet, kann er auch gezielt helfende Maßnahmen einleiten. Ist sich der Allgemeinmediziner seiner Sache nicht ganz sicher, wird er Sie an einen Facharzt überweisen. Nach einer genauen Untersuchung kann der Mediziner dann seine Behandlungsform festlegen. Es ist bekannt, daß die meisten proktologischen Beschwerden durch vergrößerte Hämorrhoiden hervorgerufen werden. Wird die hämorrhoidale Erkrankung nicht behandelt, gesellen sich in der Regel andere Enddarmbeschwerden hinzu. Die Behandlungsmöglichkeiten der Schulmedizin zielen auf die Erreichung eines Zustandes hin: Verbesserung der Abdichtungsfunktion des Hämorrhoidalpolsters und Normalisierung der Funktionsweise. In den meisten Fällen führten diese proktologischen Behandlungen auch zum Ziel, und neue Untersuchungen haben ergeben, daß nur noch etwa 5 bis 6 Prozent aller Hämorrhoidenpatienten operiert werden müssen.

Medikamentenbehandlung

Sind die hämorrhoidalen Beschwerden nur gering und noch im ersten Stadium (siehe Seite 19), empfiehlt sich eine medikamentöse Behandlung unter ärztlicher Kontrolle, die meist über einen Zeitraum von zehn bis vierzehn Tagen durchgeführt wird. Dann sollten sich Erfolge eingestellt haben. Oftmals wird auf diese Art aber nur eine kurzfristige Linderung erreicht, werden nicht parallel dazu die auslösenden und/oder begünstigenden Faktoren wie falsche Ernährung, Bewegungsmangel sowie Streß usw. abgebaut. Hierzu wird ein guter Mediziner zwar stets raten, doch kontrollieren kann er es in der Praxis kaum.

> **Die meisten proktologischen Beschwerden werden durch die Hämorrhoiden hervorgerufen!**

Die Pharmaindustrie hält für diese Form der medikamentösen Behandlung eine ganze Palette von Produkten parat, die direkt am »Ort des Geschehens«, also im Afterbereich, eingesetzt werden können. Der Mediziner nennt dies eine »topische« Wirkungsweise (gr. *topikós* = »einen Ort betreffend«). Salben, Zäpfchen, Cremes, Lösungen und Analtampons stehen zur Verfügung, und der Arzt kann in Zusammenarbeit mit dem Patienten die Medikamentenform aussuchen, die für die Anwendung am geeignetsten erscheint. Medikamente in Tablettenform sind bei Hämorrhoidalbeschwerden nicht besonders zu empfehlen, da sie systemisch wirken, das heißt im Magen verdaut werden und über den Blutkreislauf zu den Hämorrhoiden gelangen, also (unnötigerweise) auch noch andere Organe betreffen.

Die tägliche ärztliche Praxis zeigt, daß die meisten Patienten mit Hämorrhoidalbeschwerden erst einmal ihren Hausarzt aufsuchen, der ihnen dann eine Salbe, Creme, Zäpfchen oder Analtampons verschreibt. Hierbei ist es aber zunächst wichtig, sich für den richtigen Wirkstoff zu entscheiden. Die Grundfrage lautet dabei erst einmal: »Mit Kortisonzusatz oder ohne?« Und hier scheiden sich bereits die Geister, denn Kortison ist gerade in den vergangenen Jahren schwer unter Beschuß geraten. Hauptgründe hierfür sind die teils gravierenden Nebenwirkungen bei längerem Einsatz.

Kortisonhaltige Medikamente

Kortison (lat. *cortex* = »Rinde«) gehört zu den Nebennierenrindenhormonen (Kortikosteroide) und wird in der Medizin als allergieminderndes und entzündungshemmendes Mittel eingesetzt. Es wurde 1935 von dem amerikanischen Biochemiker Edward Calvin Kendall (1886–1972) entdeckt, der 1950 den Nobelpreis für Physiologie und Medizin erhielt. Die wichtigsten von der Nebennierenrinde produzierten Hormongruppen sind:

- Die Androgene, so werden die Geschlechtshormone bezeichnet.
- Die Glukokortikoide, die vor allem den Eiweiß-, Fett- und Kohlenhydratstoffwechsel beeinflussen. Natürliche Glukokortikoide sind: Kortisol, Kortison und Kortikosteron.
- Die Mineralokortikoide, die vor allem Einfluß auf die Elektrolytzusammensetzung in den Körperflüssigkeiten haben.

Da Kortison ein Hormon ist, beeinflußt jeder medizinische Einsatz unseren gesamten Hormonhaushalt. Führt man nun dem Körper ein Hormon über einen längeren Zeitraum zu, wird hierdurch die körpereigene Hormonproduktion unterdrückt. Setzt man dann diese Hormonzufuhr abrupt ab, kommt es zu schweren Störungen, weshalb das Absetzen eines Hormonpräparates stets nur allmählich geschehen darf. Je länger man aber Hormone zuführt, desto niedriger ist später dann eventuell die körpereigene Hormonproduktion, und dies kann dazu führen, daß man auf Dauer von der Hormonzufuhr abhängig wird.

Erhöht man die Hormonzufuhr, wie es bei abhängigmachenden Mitteln häufig der Fall ist, so entsteht ein weiteres, wesentlich gefährlicheres Problem: die Überschreitung der Cushing-Schwellen-Dosis, die zu einer Krankheit führt, die Cushing-Syndrom genannt wird und auch bei Patienten zu beobachten ist, die an einer Überfunktion der Nebennierenrinde leiden. Die Krankheit kann, wenn sie lange unentdeckt bleibt, bis zum Tode führen. Bekannte Symptome sind: Stammfettsucht, aufgequollenes Gesicht (»Vollmondgesicht«) mit roter bis dunkelroter Gesichtsfarbe, ein sogenannter »Büffelnacken« bei sonst schlankem Hals, ein geblähter Bauch mit bläulichroten Streifen, Magenbeschwerden, Osteoporose und motorische Schwäche. Bei Kindern können sich Wachstumsstörungen einstellen.

Zu Beginn unseres Jahrhunderts, noch ehe Kortison entdeckt worden war, erkannte der amerikanische Chirurg Harvey Williams Cushing (1869–1939), daß es zu schwerwiegenden gesundheitlichen Problemen kommen kann, wenn eine bestimmte Menge eines Nebennierenrindenhormons im Körper überschritten wird. Nach jahrelangen Untersuchungen entwickelte er eine Tabelle, heute Cushing-Schwellen-Dosis genannt, in der die Dosen aufgelistet sind, die über längere Zeit angewendet werden dürfen. Überschreitet man sie, kommt es zum vorgenannten Cushing-Syndrom. Als Folge daraus ergibt sich, daß Medikamente mit Kortisonzusatz nur nach ärztlicher Anweisung angewendet werden dürfen.

Der unbestreitbare Vorteil solcher Kortison-Medikamente ist allerdings, daß sie rasch und gezielt wirken. Salben mit Kortisonzusatz beseitigen innerhalb kurzer Zeit den unangenehmen Juckreiz und die entzündlichen Vorgänge.

Nichtkortisonhaltige Medikamente

Im Rahmen der Gruppe nichtkortisonhaltiger Medikamente haben sich bei der örtlichen Hämorrhoidenbehandlung inzwischen mehrere Wirkprinzipien bewährt:

- Wirkstoffe zur lokalen Schmerzlinderung: Hierbei handelt es sich um sogenannt Lokalanästhetika. Es werden oberflächenbetäubende Stoffe wie Benzocain, Polidocanol oder Quinisocain (siehe auch Anhang, Arzneimittelverzeichnis) verwendet, die rasch schmerzlindernd und juckreizhemmend wirken.
- Wirkstoffe zur Entzündungshemmung: Dies sind sogenannte Antiphlogistika. Wirkstoffe wie Azulene oder das häufig verwendete Bufexamac (siehe auch Anhang, Arzneimittelverzeichnis), die in den entsprechenden Salben zur Anwendung kommen, haben den Vorteil, nicht nur Oberflächenentzündungen der Haut wirkungsvoll zu bekämpfen, sondern auch möglichen Pilzinfektionen entgegenzutreten.
- Wirkstoffe zur Gerbung (Zusammenziehung) der Haut: Diese Wirkstoffe gehören zu den sogenannte Adstringentien. Sie wirken abschwellend, blutstillend und trocknend und haben sich somit einen hervorragenden Namen im Kampf gegen Hämorrhoidalprobleme gemacht. Zum Einsatz kommen in der Praxis neben verschiedenen Aluminium- und Zinksalzen sowie synthetischen Gerbstoffen auch pflanzliche Gerbstoffe und Tannine.

Welches Medikament nun in welcher unten beschriebenen Darreichungsform für Ihren speziellen Fall angewendet werden soll, kann nur in Zusammenarbeit mit dem jeweiligen Arzt oder Heilpraktiker entschieden werden, dem Sie sich mit Ihrem Problem anvertraut haben. Es liegt natürlich auch in der Grundeinstellung des behandelnden Arztes, ob er eher zu einem chemischen oder einem natürlichen Heilpräparat tendiert. Als Faustformel kann man aber davon ausgehen, daß Medikamente mit Kortisonzusatz sich nur für eine kurzzeitige Behandlungsdauer eignen, will man nicht das Risiko von langfristigen Nebenwirkungen in Kauf nehmen, während man die meisten Arzneien auf natürlicher Basis auch längerfristig anwenden kann, ohne solche unangenehmen Nebeneffekte befürchten zu müssen.

Wie gesagt wird jeder verantwortungsbewußte Arzt nicht nur die vorgenannten schulmedizinischen Verfahren anwenden, ohne auf eine therapeutisch wichtige Ernährungsumstellung als begleitende Maßnahme hinzuweisen. Ebenso werden heutzutage von den meisten Ärzten in unserem Land darüber hinaus Anwendungen wie Bäder und Waschungen empfohlen oder analhygienische Ratschläge erteilt, auch wenn diese Therapiemaßnahmen zum Teil in den Bereich der Naturheilkunde einzuordnen sind. Davon wird in einem späteren Kapitel die Rede sein, an dieser Stelle sollen noch kurz die üblichen Darreichungsformen erläutert werden:

Salben, Cremes und Lösungen

Sie eignen sich besonders für den Einsatz am äußeren Analbereich. Im Normalfall sollten sie dreimal täglich in kleiner Dosierung an der betroffenen Stelle leicht in die Haut einmassiert oder vorsichtig aufgetragen werden. Lösungen werden mit einem kleinen Pinsel aufgestrichen. Zweck dieser Maßnahme ist es, die Durchblutung an der betroffenen Stelle zu verbessern und die Abheilung wunder Bereiche zu beschleunigen.

Bei einer Behandlung in Bereichen des Analkanals empfehlen sich vor allem Salben. Hierfür hat die Industrie besondere Aufsätze für die Tuben entwickelt, »Applikatoren« genannt (lat. *applicare* = »anfügen, anwenden«). Diese sind mit kleinen seitlichen Öffnungen ausgestattet, aus denen die Salbe dann austreten und sich im Analkanal gleichmäßig verteilen kann. Es bedarf nur wenig Übung, um solch eine Applikatortube, ohne Druck auszuüben, in den Analkanal einzuführen und dann beim Herausziehen die Salbe mit leichtem Fingerdruck auf die Tubenwände zu verteilen.

Zäpfchen

Sie werden vom Fachmann »Suppositorien« genannt (spätlat. *suppositorium* = »das Untergesetzte«). Sie müssen durch den Analkanal eingeführt werden, um ihre Wirkung entfalten zu können. Vom Analkanal aus gelangen sie in den Mastdarm (siehe die Abbildung auf Seite 29). Die Wärme im Körperinnern löst sie völlig auf und setzt die Wirkstoffe frei, die nun direkt im Darm, aber auch durch Aufnahme über die Darmwand im Blut wirken können.

Einige Ärzte, so erfuhr ich von meinem Hausarzt, setzen Zäpfchen gern dann ein, wenn sich zu den ersten Hämorrhoidalbeschwerden auch zu fester Stuhl eingestellt hat. Die Zäpfchen entwickeln einen leichten Fettfilm im Analkanal, der den erhärteten Kot leichter austreten läßt und so die geschwollenen Hämorrhoidalpolster weniger schädigt.

Analtampons

So werden spezielle Hämorrhoidenzäpfchen genannt, die mit einem feinen Mullstreifen umhüllt sind, der auch als Rückholfaden wirkt. Sie können wesentlich gezielter im Analkanal eingesetzt werden als Salbe oder normale Zäpfchen und transportieren so ihre Wirkstoffe direkt zu den Hämorrhoiden. Der Mullstreifen kann dann wieder entfernt werden oder geht mit dem Stuhl ab.

Diese Form der Zäpfchen wird auch bei anderen Erkrankungen des Analkanals eingesetzt.

Analdehner

Wenn der Fachmann erkannt hat, daß der Blutstau in den Hämorrhoidalpolstern durch eine ständige Verkrampfung der Schließmuskeln und der Beckenmuskulatur verursacht wird, empfiehlt er möglicherweise den Einsatz eines Analdehners, den der Patient dann selbst daheim anwenden kann. In Verbindung mit dem Dehnungsgerät können dann auch die vorgenannten Salben und Cremes zum Einsatz kommen.

Wenn dieses Verfahren angewendet wird, dann meist im ersten oder zweiten Stadium (siehe Seite 19).

Der Analdehner ist in unterschiedlichen Größen erhältlich. Hier lassen Sie sich am besten vom Arzt oder Apotheker beraten.

Das Gerät soll durch mehrfaches tägliches Einführen in den Analkanal bewirken, daß die verkrampften Muskeln sich entspannen, außerdem fördert es den Abfluß des bereits gestauten Blutes. Um die gewünschte Wirkung zu erzielen, sollten Sie den Analdehner dreimal täglich einsetzen. Dies geschieht wie folgt: Bestreichen Sie ihn mit der meist beigelieferten Gleitcreme und führen Sie ihn dann je Sitzung etwa zwanzigmal nacheinander in den After ein und wieder aus.

Diese Behandlung ist für viele Menschen sicher ein wenig gewöhnungsbedürftig. Hat man sich aber erst einmal daran gewöhnt, so empfehlen die Ärzte, sollte man während der Einführphase den äußeren Schließmuskel mehrmals kräftig zusammenziehen, um die Behandlungsmethode weiter zu unterstützen. Von Anwendern habe ich erfahren, daß bereits nach drei bis vier Tagen der Juckreiz nachläßt und das Brennen sich verringert oder ganz verschwindet.

Verödung (Sklerosierung)

Diese Behandlung wird häufig bei Hämorrhoiden ersten und zweiten Grades (siehe Seite 19) angewandt, um ein Fortschreiten der Erkrankung in das nächste Stadium zu verhindern. Dazu sind meist mehrmalige Verödungsbehandlungen nötig, die in einem zeitlichen Abstand von etwa vier bis sechs Wochen vorgenommen werden. Die Sklerosierung selbst ist relativ ungefährlich und kann ambulant in der Praxis des Proktologen durchgeführt werden (gr. *sklerós* = »trocken, spröde, hart«). Der Patient muß sich nach einer Verödungssitzung auch nicht besonders schonen und bleibt im Normalfall voll arbeitsfähig.

Das Verfahren wird mittels einer speziellen Nadel des Proktoskops durchgeführt, durch die eine Flüssigkeit direkt in den

Bereich der Hämorrhoidalknoten eingespritzt wird. In dieser Flüssigkeit befinden sich kleinste, gelöste Salzkristalle, die nun wie Fremdkörper im Gewebe wirken und eine örtlich begrenzte Entzündung hervorrufen. Diese Entzündung hinterläßt Narben, wodurch die vergrößerten Hämorrhoidalknoten zusammenschrumpfen. Dies verödet auch die Oberflächengefäße, und sie hören auf zu bluten. Hämorrhoidalknoten, die sich bei starker körperlicher Anstrengung oder beim Pressen aus ihrer Verankerung gelöst hatten, werden so wieder in die Lage versetzt, sich in ihre Basis zurückzuziehen und neu zu verankern (refixieren). Damit sind sie dann auch rasch wieder voll funktionsfähig.

Abbindung (Ligatur)

Mit der Abbindung, Ligatur oder Gummibandligatur genannt, können Hämorrhoiden im zweiten und dritten Stadium (siehe Seite 19) sowohl verkleinert als auch wieder auf ihrer Basis verankert werden (lat. *ligatura* = »Band«).

Bei diesem Verfahren benötigt der Facharzt ein Spezialgerät, mit dessen Hilfe er durch das Proktoskop einen kleinen Gummiring über einen Teil des vergrößerten Hämorrhoidalknotens stülpt. So bindet er diesen Teil vom Rest des Knotens ab und entzieht diesem abgebundenen Bereich die Sauerstoffversorgung. Nicht mit Sauerstoff versorgtes Gewebe, das kennen wir auch aus anderen Bereichen der Medizin, stirbt ab und wird dann vom restlichen Gewebe abgestoßen (Gewebsnekrose). Das nun entstehende kleine Geschwür heilt langsam ab und vernarbt. Der angeschwollene Hämorrhoidalknoten wurde so verkleinert und wieder an der Wand des Analkanals refixiert. Jetzt kann er seine normale Tätigkeit wiederaufnehmen und wird daran gehindert, erneut nach außen zu fallen.

Die Abbindung ist ein relativ ungefährliches Verfahren mit einer hohen Erfolgsquote und kann ebenfalls ambulant durch-

geführt werden. Die Arbeitsfähigkeit ist danach kaum einge-
schränkt, man sollte aber in den folgenden zwei Wochen möglichst Saunabesuche, längere Tanzveranstaltungen und extreme
sportliche Aktivitäten meiden, da die starke Wärme zu Gefäß-
öffnungen führt und sich Blutungen einstellen können. Weitere
Unannehmlichkeiten treten bei der überwiegenden Zahl der Patienten nach der Behandlung selten auf. Sie verspüren höchstens
für einige Stunden oder etwa einen Tag lang einen leichten
Druck im Afterbereich. Bei einer geringen Prozentzahl von Betroffenen kann es aber auch nach der Ligatur zu stärkeren Blutungen kommen. Dies muß nicht in den ersten Tagen nach der
Behandlung sein, sondern kann sich auch noch nach einer Woche oder zehn bis zwölf Tagen zeigen. Dann ist der sofortige Weg
zurück zum behandelnden Arzt angesagt, denn solch eine Blutung muß unverzüglich zum Stillstand gebracht werden. Doch
wie gesagt, dies betrifft nur einen verschwindend kleinen Teil
aller Ligaturbehandelten. Es sollte zum Beispiel bei Menschen,
die unter Blutgerinnungsstörungen, an starken Herzerkrankun-
gen oder Lungenembolien leiden, keine Gummibandligatur vorgenommen werden. Wenn Sie derartige Probleme haben oder
wenn Sie regelmäßig blutgerinnungshemmende Mittel einnehmen, müssen Sie den behandelnden Arzt rechtzeitig davon in
Kenntnis setzen.

Infrarotbehandlung (Infrarotkoagulation)

Die Infrarotbehandlung, genauer ausgedrückt: Infrarotlichtbe-
handlung, wird vor allem bei Hämorrhoiden des ersten Stadiums (siehe Seite 19) vorgenommen.

Der Proktologe benutzt dazu einen dünnen Stift, der durch das
Proktoskop geführt und direkt auf den veränderten Hämorrhoidalknoten aufgesetzt wird. An der Spitze dieses dünnen Stiftes
kann mit Hilfe von Infrarotlicht Wärmeenergie erzeugt werden,

die unmittelbar auf das berührte Gewebe übertragen wird. Bis zu einer Tiefe von etwas mehr als 2 Millimetern wird das Gewebe quasi verbrannt und dadurch verschorft. Die Haargefäße an der Hämorrhoidenoberfläche verschorfen so ebenfalls, und Blutungen werden gestillt.

Dieses Verfahren ist völlig schmerzfrei und führt nur ganz selten zu verstärkten Blutungen. Es kann aber nur bei Hämorrhoidenbeschwerden eingesetzt werden, bei denen noch keine Hämorrhoidalknoten nach außen getreten sind, also im Anfangsstadium der Erkrankung.

Elektrostimulation

Diese Methode dient dazu, den Schließmuskel mittels elektrischer Impulse zu trainieren. Hierzu wird eine Sonde in den After eingeführt, die elektrische Reize aussendet. Die Reize rufen ein Kribbeln hervor, und die Muskeln im Analbereich ziehen sich zusammen.

Es gibt verschiedene Geräte dieser Art, die auch vom Patienten daheim eingesetzt werden können. Damit man sich nicht gleich einen teuren elektrischen Apparat kaufen muß, halten die meisten Apotheken auch Leihgeräte bereit.

Operation

Wie bereits erwähnt wurde, müssen heutzutage nur noch etwa 5 bis 6 Prozent der von Hämorrhoidenbeschwerden betroffenen Menschen mit einem operativen Eingriff rechnen. Erst wenn alle anderen Behandlungsmethoden nicht zum Erfolg geführt haben oder die Beschwerden bereits so gravierend sind, daß eine andere Therapieform nicht mehr in Frage kommt, wird der Proktologe zur Operation raten. Auch diese ist inzwischen so weit verfeinert, daß sie in vielen Fällen bereits ambulant durchgeführt werden kann. Nur in wenigen Fällen ist ein kurzfristiger Krankenhausaufenthalt von wenigen Tagen erforderlich.

Bei der Hämorrhoiden-Operation werden die vergrößerten und aus der Analkanalwand gelösten Hämorrhoidalpolster verkleinert. Wichtig hierbei ist, daß der Operateur dabei die Schleimhautauskleidung des Analkanals und die anderen Hämorrhoidalpolster nicht beeinträchtigt. Nur so werden Störungen des Feinabschlusses vermieden. Nach Auskunft mehrerer Proktologen ist der operative Eingriff bei Hämorrhoidalbeschwerden in der heutigen Zeit ein – glücklicherweise – immer seltener angewandtes Verfahren.

Kapitel 3

Natürliche Heilmittel und Verfahren

In unserer Zeit wird der Übergang zwischen schulmedizinischen und naturheilkundlichen Therapien immer fließender. War vor zwei oder drei Jahrzehnten die Ärzteschaft noch klar von den Heilpraktikern abgegrenzt, hat sich inzwischen ein deutliches Umdenken gerade bei deutschen Ärzten bemerkbar gemacht. Immer mehr Schulmediziner wenden sich auch den natürlichen Heilverfahren zu und die meisten medizinischen Fakultäten unterrichten ihre Studenten inzwischen auch in den naturheilkundlichen Fächern, wobei vor allem neuentwickelte Verfahren und die Pflanzenheilkunde im Vordergrund stehen.

In den Ländern der Dritten Welt, in Asien oder auch auf Kuba hat die alternative Medizin inzwischen der Schulmedizin bereits wieder den Rang abgelaufen. Hauptgrund hierfür ist der hohe Kostenfaktor, den sowohl die modernen Diagnose- und Therapiegeräte verursachen, als auch die immer teurer werdenden synthetischen Medikamente. Hinzu kommen die durch die modernen Medien immer häufiger verbreiteten Heilerfolge, die mit Hilfe von natürlichen Methoden erzielt wurden. Vor allem über Erfolge bei Krebspatienten, die von Schulmedizinern bereits aufgegeben waren, erhalten wir in den verschiedenen TV-Kanälen nahezu jeden Monat Informationen, und die negativen Ergebnisse von ungenügend erforschtem Medikamenteneinsatz werden uns etwa durch Contergangeschädigte auf traurige Weise vor Augen geführt. Solche Beispiele müssen einfach jeden Menschen nachdenklich stimmen.

Während sich die Schulmedizin vor allem mit dem Diagnostizieren und Therapieren eines speziellen Symptoms beschäftigt, sehen die meisten Naturheilkundler den gesamten menschlichen Körper als eine Einheit, die entweder gesund oder krank ist. So unterscheiden sich die Behandlungsmethoden in vielen Bereichen naturgemäß recht stark. Dies trifft, wie bereits in Kapitel 2 angesprochen, auch auf das Hämorrhoidalleiden zu. Hier spricht der rein schulmedizinisch ausgerichtete Arzt bei seinen therapeutischen Zielen von der Symtomfreiheit, vom »Wiederherstellen des alten Zustandes«, also der Rückführung der krankhaften Veränderung der Hämorrhoidalpolster in den Normalzustand. Er widmet sich dabei hauptsächlich dem erkrankten Körperteil und seiner direkten Umgebung. Darauf hat sich auch die Pharmaindustrie eingestellt und bietet hauptsächlich Salben und Zäpfchen als Heilmittel für den Enddarmbereich an.

Der Naturheilkundler geht das Problem von einer anderen Seite an. Er befaßt sich zuerst einmal mit den Lebensumständen des Menschen und erforscht, in welchen Bereichen hier bereits die Fehler begangen wurden, die letztendlich zum vorliegenden Gesundheitsproblem geführt haben. Hierbei wird zum Beispiel rasch ersichtlich, daß bei einer Großzahl von Hämorrhoidenpatienten in unserer modernen Welt ein gravierendes Ernährungsproblem als auslösender Faktor erkannt wurde.

Wenn Sie sich für den Einsatz natürlicher Heilmittel oder -verfahren entscheiden, sollten Sie stets bedenken, daß eine alternative Therapie selten so rasche Erfolge bei den Symptomen vorweisen kann wie die meisten Medikamente aus den Labors der Pharmakonzerne. Dies liegt vor allem daran, daß die chemisch hergestellten Arzneimittel wie gesagt zielgerichtet auf die Beseitigung bestimmter Krankheitssymptome zusammengestellt und dann meist auch direkt im betroffenen Körperbereich eingesetzt werden. So können Symptome wie etwa Jucken, Brennen und Wundsein dann schneller verschwinden, als es nach dem Einsatz rein pflanzlicher Produkte der Fall ist. Naturheilmittel entfalten ihre Wirkstoffe zwar etwas langsamer im Körper, haben aber meist auch den gewünschten Effekt, daß die Heilwirkung dann wesentlich länger anhält, seltener mit unangenehmen Nebenwirkungen verbunden ist und neben den Symptomen dann letztlich auch das Leiden selbst bekämpft wird. Vor allem bei chronischen Krankheiten eignen sich Naturheilmittel hervorragend.

Wer prophylaktische Maßnahmen gegen möglicherweise zu erwartende Hämorrhoidenbeschwerden ergreifen will, weil diese in seiner Familie verbreitet sind, weil er etwa durch Berufswechsel nun plötzlich sehr lange sitzend tätig ist und unter Bewegungsmangel leidet oder aus anderen Gründen damit rechnen kann, der findet bei den natürlichen Heilmitteln die idealen Vorbeugemöglichkeiten. Ebenso eignen sich Naturheilmittel auch bestens zur Unterstützung ärztlicher Therapiemaßnahmen, sollten dann aber mit dem jeweiligen Arzt abgesprochen werden.

Es sei auch noch ein Punkt erwähnt, der in unserer heutigen Zeit für viele Menschen ebenfalls nicht unerheblich ist: der Kostenfaktor. Bei ständig steigenden Zuzahlungskosten für die Produkte der Pharmaindustrie sind häufig natürliche Arzneien und Heilverfahren wesentlich preisgünstiger und entlasten so den Geldbeutel der Betroffenen. Auch dies kann sich günstig auf einen Heilprozeß auswirken, denn der Streß, den ständig steigende Kosten und Gebühren verursachen, hat die Wissenschaft inzwischen längst als krankheitsbegünstigenden Faktor erkannt.

Die Krankenkassen sind nicht grundsätzlich verpflichtet, eine homöopathische Behandlung zu bezahlen, übernehmen jedoch nach einer jeweiligen Einzelfallprüfung häufiger die Kosten als allgemein dargestellt. Es gilt aber immer der Grundsatz: Fragen Sie vorher bei der Kasse nach!

Da in einem Ratgeber wie diesem nicht alle naturheilkundlichen Verfahren, Methoden und Heilmittel ausführlich behandelt werden können, finden Sie im Anhang Adressen der verschiedenen Verbände und Vereinigungen, bei denen Sie sich dann ausführlich über die jeweilige Heilmethode und Spezialisten in Ihrer Nähe erkundigen können.

Doch kommen wir nun zu einer der wichtigsten Maßnahmen auf dem Weg zur Heilung der Hämorrhoidenprobleme, der richtigen Ernährung; denn auch in diesem Zusammenhang gilt der kurze, aber treffende Satz: »Der Mensch ist, was er ißt.«

»Der Mensch ist, was er ißt.«
(Ludwig Feuerbach)

Ballaststoffe und Ernährung

Dank wissenschaftlicher Langzeituntersuchungen weiß man heute ganz genau, daß zahlreiche Zivilisationskrankheiten, so auch Darmprobleme, Verstopfung und vergrößerte Hämorrhoiden, unmittelbare Folgen einer zu geringen Ballaststoffaufnahme mit der Nahrung sind. Der Begriff »Ballaststoff« hört sich eher negativ an, denn er stammt noch aus einer Zeit, als die Schulmedizin diese Substanzen als für die Ernährung unnützen »Ballast« betrachtet hat, der ja sowieso wieder ausgeschieden wird. Wie wichtig aber gerade dieser »Ballast« für die gesamte Darmtätigkeit ist, entdeckte man erst vor wenigen Jahrzehnten wieder. Ein altüberliefertes Wissen, das in der Volksmedizin nie vergessen worden war, mußte sich die moderne Schulmedizin so wieder neu erarbeiten, damit es Einzug in das allgemeinmedizinische Wissen unserer Zeit nehmen konnte. Auch dies zeigt uns, wie sehr sich Schul- und Alternativmedizin zur Freude und zum Nutzen des Patienten langsam nähern.

Was sind nun aber eigentlich diese Ballaststoffe, von denen immer die Rede ist? Sie sind, einfach ausgedrückt, Bestandteile von Pflanzenzellen. Betrachten wir den Oberbegriff »Ballaststoffe« einmal etwas genauer, so verbirgt sich dahinter eine Vielzahl unterschiedlichster chemischer Verbindungen, die aber alle einen gleichen Nenner haben: Sie gehören zu den Kohlenhydraten. Außerdem verfügen sie über eine hohe Quellfähigkeit und sind alle in der Lage, Wasser an sich zu binden. Sie werden im Dünndarm nicht resorbiert und gelangen weitgehend unverdaut in den Dickdarm. Wir unterscheiden die Ballaststoffe dennoch in zwei Gruppen: lösliche und unlösliche Ballaststoffe.

- Lösliche Ballaststoffe werden auch als »Quellstoffe« bezeichnet. Zu ihnen gehören unter anderem Agar-Agar, Carrageen, Carubin, Pektin und Schleime. Sie sind wasserlöslich und werden im Dickdarm von Bakterien zu Gasen und Fettsäuren abgebaut. Sie kommen vor allem in Obst, Gemüse, Haferflocken und anderen Hafer-Vollkornprodukten vor.
- Unlösliche Ballaststoffe werden bei ihrem Durchmarsch durch den Darmtrakt von den Darmbakterien nicht attackiert und deshalb unverdaut wieder ausgeschieden. Auf ihrem Weg durch den Körper binden sie aber Wasser an sich und quellen dadurch auf ein Vielfaches auf. So bewirken sie eine bessere Darmfüllung und regen auch einen trägen Darm zur Tätigkeit an. Sie verkürzen ebenfalls die Transportzeit der Nahrung durch den Darm. Enthalten sind sie in allen Vollkornprodukten, Getreide, Naturreis, gekochten Bohnenkernen, Rosinen und Nüssen.

Die American Dietetic Association (ADA), das amerikanische Gegenstück zur Deutschen Gesellschaft für Ernährung (DGE), empfiehlt einen täglichen Verzehr von 20 bis 35 Gramm Ballaststoffen. Haben sich bereits Verstopfungsprobleme eingestellt, sollten mindestens 30 Gramm Ballaststoffe täglich gegessen werden. Das ist auch gar nicht so schwer, denn eine Schüssel mit kleiehaltigen Frühstücksflocken enthält beispielsweise schon 10 bis 13 Gramm Ballaststoffe, und die kann man bereits morgens zu sich nehmen. Eine Tasse grüne Erbsen enthält ebenfalls rund 10 Gramm, und selbst in einem kleinen Apfel sind 3 Gramm Ballaststoffe enthalten. In der Praxis sieht es in unserem Land aber ganz anders aus. Wie die DGE in ihrem Ernährungsbericht 1996 klar zum Ausdruck brachte, liegt der durchschnittliche Verzehr in unserem Land mit 19 Gramm Ballaststoffen täglich bei nur rund 65 Prozent der ausgesprochenen Empfehlungen.

Die Umstellung auf eine ballaststoffreiche Kost ist wesentlich einfacher, als es sich die meisten Menschen vorstellen. Versuchen Sie es beispielsweise einmal mit Vollkornnudeln statt weißen Nudeln beim Mittagessen oder Vollkorntoast zum Frühstück. Sie werden überrascht sein, wie gut diese Produkte schmecken. Im Kapitel 6 finden Sie auch einige Rezepte aus der Praxis zu diesem Thema. Wichtig ist, daß Sie die Umstellung zwar sofort, aber möglichst schrittweise vornehmen, denn eine radikale Umstellung der bisherigen Eßgewohnheiten auf völlig neue ist meist mit einigen Unannehmlichkeiten wie Magen- und Darmbeschwerden oder Durchfall verbunden. Da die löslichen Ballaststoffe u.a. zu Gasen abgebaut werden, kann so eine Ernährungsumstellung auch mehr Blähungen mit sich bringen, als Sie normalerweise gewöhnt sind. Dies ist ein weiterer Grund, eine Umstellung langsam vorzunehmen. Welche Lebensmittel einen hohen Ballaststoffanteil haben, finden Sie in der Tabelle.

Neben einer ballaststoffreichen Kost dürfen Sie nicht vergessen, jeden Tag ausreichend zu trinken. Bis zu 2 Liter sollten es täglich schon sein, und etwas mehr schadet auch nicht. Wie bereits angesprochen binden die Ballaststoffe Wasser an sich und quellen. Dazu benötigen sie natürlich auch genügend Flüssigkeit, die sie sich sonst, wenn Sie nicht ausreichend trinken, aus dem Körper holen. Auf große Kaffee- oder Schwarzteemengen sollten Sie dabei allerdings ebenso verzichten wie auf viel Alko-

Ballaststoffgehalt einiger Lebensmittel

Gemüse

Blumenkohl	3 g	Rosenkohl	4 g
Broccoli	3 g	Rote Bete	3 g
Chinakohl	2 g	Rotkohl	2 g
Fenchel	3 g	Sauerkraut	2 g
Karotten	3 g	Weißkohl	3 g
Kartoffeln	2 g	Wirsing	2 g
Paprika	2 g	Zwiebeln	1 g
Porree	2 g		

Hülsenfrüchte

Erbsen	5 g	Linsen	3 g
Kidneybohnen	8 g	Weiße Bohnen	7 g

Getreide

Buchweizen	4 g	Toastbrot	4 g
Haferflocken	10 g	Vollkorntoast	7 g
Hirse	4 g	Vollkornnudeln, eßfertig	4 g
Mehrkornbrot	8 g	Weizenbrot	3 g
Roggenmischbrot	5 g	Weizenkleie	45 g
Roggenvollkornbrot	8 g		

Obst

Apfel	3 g	Himbeere	5 g
Banane	2 g	Johannisbeere	4 g
Birne	3 g	Orangen	2 g
Erdbeere	2 g	Süße Kirschen	2 g

g = Ballaststoffe in g/100 g Lebensmittel.

hol. Mineralwasser, Obstsäfte und Schorlen, Früchte- und Kräutertee oder grüner Tee, kurz aufgegossen, erweisen da wesentlich bessere Dienste. Natürlich will Ihnen niemand die Tasse Kaffee am Morgen und Nachmittag oder das Glas Wein zum Mittag- oder Abendessen nehmen, doch mehr sollte es wirklich nicht sein, vor allem wenn Sie bereits unter Hämorrhoidalproblemen leiden.

Ein nicht unwichtiger Effekt bei der Umstellung auf eine möglichst ballaststoffreiche Kost ist das Körpergewicht. Wenn Sie unter Übergewicht leiden, ist es besonders wichtig, auf die Ernährung zu achten und eine Umstellung vorzunehmen.

Sowohl die DGE als auch die amerikanische ADA geben Empfehlungen, wie eine ballaststoffreiche Ernährung sich zusammensetzen sollte, um möglichst vielseitig und effektiv zu sein. Zwar weichen die Angaben in einigen Details ein wenig voneinander ab, dennoch ist die Grundaussage beider Gesellschaften gleich. Ein Ernährungsplan sollte wie folgt aussehen:

- Essen Sie nur zwei- bis dreimal wöchentlich Fleisch oder Wurst, Fleisch etwa 120 Gramm, Wurst etwa 50 Gramm.
- Nehmen Sie täglich rund 200 Gramm Gemüse und 80 Gramm Rohkost oder Salat zu sich,
- zusätzlich täglich vier bis fünf Kartoffeln mittlerer Größe oder
- 80 Gramm (Rohgewicht) Vollkornnudeln, Naturreis, Haferflocken oder Vollkornbrot.
- Zu möglichst vielen Gerichten sollten Sprossen gereicht oder als Garnitur verwendet werden.
- Hülsenfrüchte sollten mindestens einmal pro Woche auf dem Speiseplan stehen.
- Reduzieren Sie Fett bei der Zubereitung der Speisen.

Dem seit einigen Jahren anhaltenden Trend zu einem bewußteren Leben und somit auch zu einer gesünderen Ernährung folgend, finden in den deutschen Bioläden und Supermärkten auch immer mehr die alternativen Nicht-Brotgetreidearten wie Amaranth, Buchweizen, Hirse und Quinoa ihren Platz. Sie werden als »Pseudogetreide« bezeichnet, da sie außer Hirse nicht zu den Gräsern zählen wie die Brotgetreidearten, sondern anderen Pflanzengattungen angehören. Von den Ernährungswissenschaftlern werden sie als Ergänzung zu den herkömmlichen Getreidearten angesehen. Über die Ernährungsvorzüge scheiden sich die Geister: Während die DGE darauf hinweist, daß sie keine wesentlichen Ernährungsvorzüge haben, loben natürlich die Hersteller und Vertreiber die Vorzüge in großen Tönen. Was verbirgt sich eigentlich wirklich hinter den Namen Amaranth, Buchweizen, Hirse und Quinoa?

Die »Pseudogetreidearten« Amaranth, Buchweizen, Hirse und Quinoa bereichern den Speiseplan.

Amaranth

wird auch »Inkaweizen« genannt und wächst heute als kultivierte Pflanze in den Andenhochtälern und extrem hoch gelegenen Teilen Asiens. Es ist eine Körnerfrucht, die von der Pflanzengattung Amaranthus stammt und botanisch zur Familie der Gartenfuchsschwänze gehört. Sowohl Samen als auch Blätter sind eßbar. Amaranth gehörte zum täglichen Leben der Azteken und wurde von ihnen als Nahrungsmittel genutzt, aber auch zu mystischen Tätigkeiten verwendet. Da die Spanier im Rahmen der Kolonialisierung sowohl die mit dem Korn verbundenen Rituale als auch den Anbau verboten, wurde Amaranth in Europa nicht bekannt. Die Indios bauten die Kulturpflanze aber heimlich weiter an und erhielten sie so für die Nachwelt. Heute wird das Korn im Naturkosthandel in Körnerform, als Riegel oder als Zutat in Müslimischungen angeboten. Amaranth hat einen hohen Eiweißgehalt und ist reich an Mineralstoffen wie Kalzium, Eisen und Zink. Zum Backen eignet sich das Korn nur bedingt, da es kleberarm (glutenfrei) ist und deshalb mit herkömmlichen Mehlen gemischt werden muß.

Buchweizen

ist die Bezeichnung für ein Knöterichgewächs, das zu Beginn des 16. Jahrhunderts den Weg von seiner Heimat Zentral- und Kleinasien nach Europa fand. In jener Zeit herrschte überall chronischer Getreidemangel, und es wurden auch Hülsenfrüchte, Eßkastanien und Buchweizen zu Mehl verarbeitet. Die rund 5 Millimeter langen dreieckigen Buchweizenfrüchte sind glänzend braun und ähneln so den Miniaturausgaben von Bucheckern. Die Erträge des Buchweizens sind vier- bis achtmal geringer als beim Weizen, und die kleinen Früchte sind maschinell nur schwer zu schälen. So wird es verständlich, daß aus dem ehemaligen »Arme-Leute-Korn« bis heute ein nicht gerade billiges Pseudogetreide geworden ist, obwohl die Pflanze auch auf kargem Sand- und Moorboden gedeiht. Buchweizen wächst quasi überall und bedarf keiner besonderen Pflege. Er verträgt auch rauhes Klima, aber keinen Frost. Heute liegen die Hauptanbaugebiete in den norddeutschen und holländischen Heidelandschaften, im Nordwesten und der Mitte Frankreichs, in Österreich, Mittelasien und den USA. In unserer Zeit hat man sich wieder auf die gesunden Inhaltsstoffe des Buchweizens rückbesonnen: Eisen, Kalium, Kalzium, Magnesium und Vitamine. Hinzu kommt ein hoher Lezithingehalt. Angeboten wird Buchweizen heutzutage als geschältes Korn, Mehl, Flocken oder Grütze. Er hat einen leicht nußartigen Geschmack und wird zu Fladen oder Pfannkuchen verarbeitet, ebenso dient er als Einlage in Suppen oder ist Mitbestandteil von Bratlingen.

Hirse

ist die Sammelbezeichnung für verschiedene Süßgräser, die kleinkörniges Getreide hervorbringen. Angebaut wird Hirse weltweit und als Nahrungs- und Futtermittel vor allem in Asien, Afrika, Südamerika und auf dem Balkan verwendet. Die meistkultivierte

Hirse Zentralasiens ist die Rispenhirse (*Panicum miliaceum*), die auch in Deutschland angebaut wird.

Bis ins Mittelalter war sie in unserem Land weit verbreitet, ehe andere Getreidesorten sie fast völlig verdrängten. Erst in unserer Zeit gewinnt sie wieder an Bedeutung, da man sich im Rahmen einer gesunden Ernährung auf die Inhaltsstoffe besinnt: Kali, Natron, Kalk, Eisenoxyd und Kieselsäure. Die traditionelle Zubereitung ist der Hirsebrei, aber man kann Hirsekörner auch wie Reis (Couscous), als Fladenbrot oder Suppenzutat verwenden. Angeboten wird Hirse als ganzes Korn, Grieß, Mehl oder Flocken.

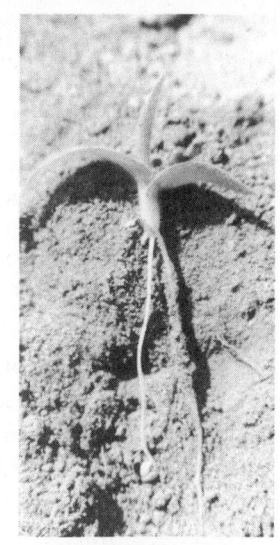

Ein Hirsekeimling

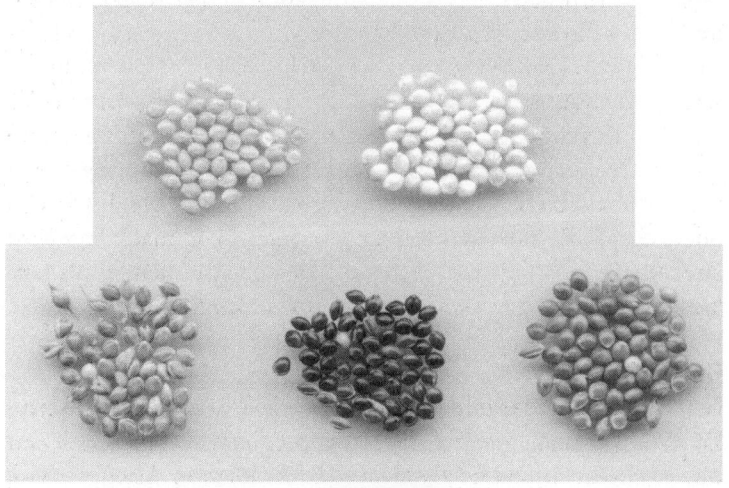

Hirsekörner unterschiedlicher Sorten

Quinoa

ist eine einjährige Pflanze, die zur Familie der Gänsefußgewächse gehört. Sie ist daher eng mit dem heimischen Spinat, Mangold und den roten Beten verwandt. Ebenso wie Amaranth war Quinoa eines der wichtigsten Nahrungsmittel der südamerikanischen Indios. Noch heute werden die Blätter der Pflanze in Südamerika als Gemüse oder Salat gegessen. Aus den Blüten entwickeln sich nach Selbstbestäubung etwa 2 Millimeter große Samen, die Quinoakörner. Die Pflanze ist sehr robust und wächst auch auf steinigem, sehr kargen Boden, sie verträgt lange Trockenheit, wird kaum von Schädlingen befallen und trotzt sogar leichtem Frost. Der Eiweiß- und Eisengehalt ist höher als bei herkömmlichen Getreidepflanzen. Quinoa enthält den Bitterstoff Saponin, der auch in einigen anderen Nahrungsmitteln wie Spinat oder Sojabohnen vorkommt. In Deutschland wird nur Quinoa angeboten, die durch das Entfernen der saponinhaltigen Samenschale von den Bitterstoffen weitgehend befreit ist. Die Quinoakörner werden zu Suppen oder Brei verarbeitet und, mit Weizenmehl gemischt, auch zu Fladen und Brot.

Die vorgenannten Pseudogetreidearten bereichern nicht nur den Küchenfahrplan, sondern bieten all denjenigen Menschen eine Alternative, die zwar wegen ihrer Hämorrhoidenprobleme ihre Ernährung auf eine ballaststoffreiche Kost umstellen wollen, aber an bestimmten Getreideallergien leiden. Auch Zöliakiekranken, die Gluten nicht vertragen und deshalb keine Brotgetreidesorten essen dürfen, bietet sich hier eine Möglichkeit.

Doch wo Licht ist, findet sich meist auch Schatten. Prof. Gerhard Schöch, Präsidiumsmitglied der DGE und Leiter des Forschungsinstituts für Kinderernährung in Dortmund, sagt: »Amaranth und Quinoa haben mehr Mineralstoffe und eine bessere Proteinqualität als unsere Getreidesorten. Die positiven Eigenschaften werden allerdings durch eventuell enthaltene

Gerbstoffe vermindert, die bei der Bearbeitung nicht entfernt wurden.« Weiter weist der Professor auch darauf hin, daß die in Quinoa enthaltenen Saponine Blutzellen schädigen und die Durchlässigkeit der Darmwand erhöhen können. Dies hat zur Folge, daß Bakterien dann leichter in die Blutbahn gelangen. Buchweizen enthält Fagopyrin (in der Fruchtschale). Das ist ein roter Farbstoff, der die Haut gegenüber Sonnenlicht empfindlich macht und Hautentzündungen auslösen kann. Zum Umgang mit den alternativen Getreidesorten haben die DGE und das Forschungsinstitut für Kinderernährung deshalb folgende Ratschläge erteilt:

- Für die Ernährung von gesunden älteren Kindern und Erwachsenen sind alternative Getreide und deren Vollkornprodukte gut geeignet.
- Kinder unter zwei Jahren sollten Nicht-Brotgetreidearten wegen ihrer zum Teil schädlichen Inhaltsstoffe nicht essen.

Was Sie persönlich nun für sich und Ihre Ernährung entscheiden, ist und bleibt Ihre Angelegenheit, doch sei an dieser Stelle noch einmal darauf hingewiesen, daß die Hauptgründe für hämorrhoidale Beschwerden häufig in einer falschen, ballaststoffarmen Ernährung zu suchen sind. Es macht nur wenig Sinn, wenn man den unangenehmen Symptomen einer Krankheit mit allen möglichen Salben, Cremes und Tinkturen zu Leibe rückt, ohne das Grundübel anzugehen. Ohne eine sinnvolle Ernährungsumstellung ist eine völlige Befreiung von Hämorrhoidalbeschwerden in den meisten Fällen kaum möglich. Um Ihnen das Umsteigen auf eine ballaststoffreiche Ernährung zu erleichtern, finden Sie im Kapitel 6 unter dem Stichwort Pseudogetreide einige Kochrezepte aus der Praxis hierzu. Probieren Sie diese doch einmal aus. Ein Versuch kann nicht schaden, möglicherweise erweitern Sie so Ihren privaten Speiseplan um einige neue Gerichte und Leckereien.

Ausleitungsverfahren

Zu den wohl ältesten Heilmethoden werden die Ausleitungsverfahren gezählt. Frei nach dem Lehrsatz des schwäbischen Arztes, Naturforschers und Philosophen Paracelsus (1493–1541) – »Wo die Natur einen Schmerz erzeugt, dort will sie die schädlichen Stoffe ausleeren, und bringt sie selbst es nicht fertig, so mach ein Loch in die Haut und laß diese Stoffe heraus« – leiten die Naturmediziner an jener Stelle etwas aus, an der sich im Körper auch etwas angestaut hat. Meist läßt der Schmerz sofort nach. Denken Sie nur einmal an einen vereiterten Zahn oder einen entzündeten Pickel auf der Haut. Leitet man den Eiter nach außen, indem man ein Loch in den Zahn bohrt oder den Pickel ausdrückt, verschwindet der Schmerz meist unverzüglich, weil der schmerzhafte Druck der Eiterflüssigkeit nachläßt.

Unter Ausleitung versteht der Fachmann die »Entstauung eines Staugebietes mit der Ausscheidung der vorhandenen Schlackenstoffe nach außen«. Für den Bereich der Hämorrhoidenbeschwerden befassen wir uns weiter unten mit nachfolgenden Ausleitungsverfahren etwas intensiver, weil sie als geeignete Hilfen bei hämorrhoidalen Problemen angesehen werden:

- Baunscheidtieren und
- Blutegelbehandlung

Beide Verfahren entlasten nicht nur den Blutstau in den vergrößerten Hämorrhoiden, sondern regen auch den wichtigen Stoffwechsel zur optimalen Funktion an. Zwar spricht die Schulmedizin im Zusammenhang mit Ausleitungsverfahren von sogenannten Reizverfahren, doch ist es eben jene Reizung, die wirken und rasche Linderung bringen kann.

Bäder

Vor allem Sitzbäder eignen sich hervorragend zur Bekämpfung der unangenehmen Symptome hämorrhoidaler Beschwerden, aber auch Voll- und Halbbäder, bei denen hin und wieder die Beine angezogen werden, sowie Dampfbäder. Die Empfehlungen aus dem Bereich der Naturheilkunde und der Volksmedizin bezüglich Bädern bei Hämorrhoiden sind vielfältig. Ob Sie kalte, lauwarme, heiße oder temperaturansteigende Bäder nehmen, müssen Sie selbst entscheiden, denn es sind auch andere körperliche Gegebenheiten mitentscheidend dafür, welche Temperatur letztendlich für Ihren ganz speziellen Fall die beste Hilfe bringt.

Kaltes Bad

Man füllt die Wanne für ein Sitzbad etwa zu einem Drittel und für ein Halbbad, wie der Begriff es bereits ausdrückt, zur Hälfte. Das Wasser sollte eine Temperatur von 18 bis 20 °C haben. Nun steigt man mit den Füßen zuerst in die Wanne, bleibt stehen und kühlt mit dem Wannenwasser zunächst die Schenkel leicht ab. Danach setzt man sich zum Sitzbad ganz langsam in die Wanne. Etwa 15 bis 30 Sekunden lang sollte man so sitzen bleiben, dann wieder aufstehen, die Wanne verlassen und sich abtrocknen. Danach legt man sich am besten einige Minuten lang hin und entspannt. Beim Halbbad kniet man sich nach dem Betreten der Wanne und dem Abkühlen der Oberschenkel nieder und setzt sich dann langsam auf die Fersen. Das Wasser sollte etwa bis zum Nabel reichen.

Kalte Bäder helfen außer bei Hämorrhoidalbeschwerden auch bei entzündlichen Krankheiten der Harn- und Geschlechtsorgane, bei akuten Nervenentzündungen, bei entzündlichen rheumatischen Beschwerden, Wirbelsäulenproblemen und Erkältungskrankheiten.

Vorsicht! Sie sollten in kein kaltes Bad steigen, wenn Sie unter Arteriosklerose, Asthma, Herzschwäche, Krampfadern oder chronischen Infektionskrankheiten leiden, ebenso sollten Sie nicht kalt baden, wenn Sie eine ausgeprägte Thromboseneigung haben. Frauen sollten vor der Anwendung von kalten Bädern erst mit einem Arzt Rücksprache nehmen, denn es kann eventuell zu Blasenleiden oder Menstruationsbeschwerden führen.

Warmes Bad

Hierbei sollte die Wassertemperatur, je nach individueller Verträglichkeit, bei 32 bis 36 °C liegen. Die Wanne wird betreten wie zuvor bereits erläutert. Sitzen Sie dann in der Wanne, sollten Sie durch Zugabe von warmem Wasser die Temperatur stets im vorgenannten Bereich halten. Die Badedauer liegt bei 15 bis 20 Minuten. Ehe Sie die Wanne verlassen, sollten Sie sich kurz mit lauwarmem Wasser abduschen oder abgießen, dann gut abtrocknen und warm einwickeln. Legen Sie sich für einige Minuten hin und entspannen Sie sich.

Warme Bäder helfen außerdem bei Muskel- und Organkrämpfen, bei entzündlichen Darmerkrankungen, Verstopfungen, Blähungen und Durchfall sowie bei Blasenproblemen.

Vorsicht! Nicht geeignet sind warme Bäder bei starken Blutdruckproblemen, vor allem bei zu hohem Blutdruck, bei gravierenden Herzfehlern, starken Kreislaufproblemen, Arteriosklerose und während der Schwangerschaft.

Wechselbad

Wechselbäder sind in den meisten Haushalten nur bedingt durchzuführen, da man zwei Wannen benötigt. Die eine sollte mit kaltem (18 bis 20 °C), die andere mit warmem Wasser (32 bis 38 °C) gefüllt sein. Zuerst nehmen Sie ein warmes Sitzbad, wie bereits beschrieben, und bleiben rund 5 Minuten lang in der Wanne. Dann steigen Sie für 10 bis 20 Sekunden in das kalte Wasser. Den Vorgang wiederholen Sie noch ein- oder zweimal und steigen zum Schluß aus dem kalten Bad. Gut abtrocknen und danach liegend ausruhen ist hierbei »Pflicht«, soll die gewünschte Heilwirkung eintreten.

Das Wechselbad hilft bei Hämorrhoidalbeschwerden wie bei den bereits genannten Krankheitsbildern.

Vorsicht! Sie dürfen mit den bereits beim warmen und kalten Bad genannten Erkrankungen keine Wechselbäder durchführen.

Badezusätze

Zur Unterstützung der Heilwirkung von Bädern werden in der gängigen Literatur zahlreiche Kräutermischungen angeführt. Diese empfehlen sich aber nur bei warmen oder Wechselbädern, da das warme Wasser die Hautporen für die Aufnahme der Wirksubstanzen aus den Kräutern öffnet. Als Einzelzusätze werden empfohlen:

- Eichenrinde kann als Absud selbst hergestellt werden: Geben Sie eine Handvoll Eichenrinde in einen Liter Wasser, kochen Sie alles eine Viertelstunde lang, danach abseihen und dem Badewasser zugeben. Sie können auch gebrauchsfertige Extrakte in Apotheken, Drogerien und Reformhäusern erwerben.

- Haferstroh verwendet man als Absud, der wie oben beschrieben zubereitet wird. Auch Haferstroh gibt es als fertigen Extrakt, der nach Gebrauchsanweisung angewandt wird.

- Heublumen: Hier nimmt man etwa 10 Gramm Heublumen je Liter Badewasser und bereitet den Absud wie beschrieben. Dieses Mittel ist ebenfalls als fertiger Extrakt erhältlich.

- Kamillenblüten: Wenn Sie nicht einen gebrauchsfertigen Extrakt verwenden wollen, können Sie sich einen Absud selbst herstellen, indem Sie rund 150 Gramm Kamillenblüten etwa 10 Minuten lang in Wasser kochen lassen und den Absud dann ungesiebt dem Badewasser zugeben.

- Zinnkraut können Sie als Absud anwenden, indem Sie 150 bis 200 Gramm Zinnkraut nehmen, über Nacht in kaltem

Wasser ansetzen, am nächsten Tag etwa 10 Minuten lang kochen lassen, dann abseihen und dem Badewasser zugeben. Auch Zinnkraut gibt es als gebrauchsfertigen Extrakt.

Zusatzmischungen können Sie ebenfalls leicht selbst herstellen. Nachfolgend ein paar Beispiele.

Nehmen Sie:
- 50 g Kamillenblüten, 30 g Ringelblume, 30 g Zinnkraut und 30 g Johanniskraut oder
- 100 g junge Brennesselblätter, 50 g Roßkastanienblätter und 20 g Bockshornklee oder
- 50 g Johanniskraut, 50 g Kamille und 30 g Odermennig.

Welche der vorgenannten Mischungen Sie auch verwenden, geben Sie die Kräuter in einen Liter Wasser, kochen Sie das Gemisch etwa 10 bis 15 Minuten lang, dann sollten Sie es abseihen und dem Badewasser zugeben.

Weitere heilende Badezusätze sind die ätherischen Öle. Hier werden vor allem Kiefernnadel-, Kamillen-, Teebaum- und Wildrosenöl empfohlen, die in der Alltagspraxis bereits beste Erfolge verzeichnen können. Ein Sitzbad mit Kiefernnadel- und Teebaumöl hilft meist rasch und problemlos bei Hämorrhoiden. Das australische Teebaumöl hat auch noch eine wissenschaftlich bewiesene antiseptische Wirkung und eignet sich deshalb besonders im Einsatz gegen krankhaft erweiterte Hämorrhoiden und den damit verbundenen Hautproblemen im Analbereich.

Auch Wildrosenöl hat sich seit einigen Jahren einen festen Platz im Bereich der natürlichen Bekämpfung von Hautproblemen erobert. Aufgrund seines besonders hohen Gehaltes an Vitamin C, E und an ungesättigten Fettsäuren wirkt es unter anderem entzündungshemmend, lindert Juckreiz und Brennen und fördert den Heilungsprozeß der Haut, indem es den Hautstoffwechsel ankurbelt und die Zellerneuerung beschleunigt. Es eignet sich folglich besonders bei Hämorrhoidalproblemen, die mit Entzündungen und wunden Hautstellen einhergehen. Auch Wildrosenöl kann als Badezusatz verwendet werden.

Weitere ätherische Öle, denen entzündungshemmende Wirkeigenschaften nachgewiesen wurden, sind: Benzoe, Bergamotte, Johanniskraut, Lavendel, Melisse, Kiefernnadel, Rosenholz, Sandelholz und Wacholder. In zahlreichen Büchern werden die unterschiedlichsten Aromaölkompositionen angegeben, die bei Hautproblemen und Hämorrhoidalleiden als Badezusätze empfohlen werden. In dem Kästchen finden Sie eine Mischungsvariante, die mir aus Australien zugesandt wurde:

Hämorrhoidenbad
8 ml Wildrosenöl, 2 ml Lavendelöl,
2 ml Teebaumöl, 2 ml Wacholderöl

Baunscheidtieren

Der deutsche Tüftler und Erfinder Carl Baunscheidt (1809–1873) entwickelte in der Mitte des 19. Jahrhunderts ein Gerät und dazu ein neues Heilverfahren, mit dessen Hilfe es zu einer starken Verbesserung der Durchblutung und zur Ausscheidung von Giftstoffen über die Haut kommt. Das von Baunscheidt entwickelte Gerät wurde anfänglich »Dermatobioticon« genannt, bis etwa 1888 mit dem Namen »Mücke« belegt – so hieß auch eine Fachzeitschrift für das Baunscheidtieren –, und war wegen seiner guten Erfolge im Volksmund jener Jahre bald als »Lebenswecker« bekannt.

Das Verfahren selbst ist recht einfach: Mit Hilfe des Baunscheidtiergerätes, das über einen tiefeneinstellbaren Nagelkopf verfügt, wird die Hautoberfläche schmerzlos leicht angeritzt (gestichelt). Danach werden diese gestichelten Hautpartien mit Spezialöl eingerieben. Das Öl fördert die Durchblutung und leitet das Ausscheidungsverfahren ein, das sich dann wenig später in Form von kleinen, eitrigen Pickeln auf der Haut bemerkbar macht. Diese Pickel sind gewollt und verschwinden nach rund zwei Wochen meist von ganz allein. Kleine dunkle Hautstellen, die manchmal noch zurückbleiben, verschwinden ebenfalls wieder. Nur wenn zu tief gestichelt wird, kann es zu kleinsten Narben kommen, doch dies geschieht bei der Anwendung durch einen Fachmann im Regelfall nicht. Während sich die Pickel bilden, lassen meist die Beschwerden, in unserem Fall die Hämorrhoidenschmerzen, rasch nach. Die gestichelten Hautstellen fühlen sich für einige Tage warm an, verursachen selbst aber keine neuen Beschwerden. Hautempfindliche Menschen müssen sich allerdings ein wenig zusammenreißen, um einem leichten Juckreiz nicht nachzugeben und so die Pickel unnötig aufzukratzen.

Neben dem bereits erwähnten Baunscheidtiergerät mit einem Nadelkopf gibt es auch ein solches mit einer Nadelrolle, es wird als Vitralisator bezeichnet. Hierbei kann man die Eindringtiefe der Nadeln durch den Druck regulieren, mit dem man das Gerät über die Haut führt. Es darf aber beim Einsatz beider Geräte kein Blut aus der Haut treten, denn dann ist die Eindringtiefe für eine wirksame Heilung zu tief und es kann zu entzündlichen Hautstellen kommen. Wer das Baunscheidtieren einmal ausprobieren möchte, sollte sich unbedingt an einen geübten Fachmann wenden. Wie und wo Sie den finden, erfahren Sie im Adressenteil im Anhang dieses Ratgebers.

Biochemie
oder Bio-Salz-Therapie nach Schüßler

Der Homöopath und Arzt Dr. Wilhelm Schüßler, 1821 in Bad Zwischenahn geboren, entwickelte diese Therapieform, stellte sie 1872 der Öffentlichkeit vor und setzte sie in seiner Praxis ein. Nach langen Studien der Körperchemie isolierte Schüßler zwölf Mineralsalze, die man beim damaligen Stand der Wissenschaft im menschlichen Organismus bereits nachweisen konnte und die nach seiner Meinung für das Funktionieren einer gesunden Zelle unverzichtbar sind. Er ging bei seinen Überlegungen davon aus, daß die Ursache aller Krankheit in einer fehlerhaften Menge der einzelnen Stoffe zu finden ist. So beschloß er, »Fehlendes durch Fehlendes zu ersetzen«, und verabreichte seinen Patienten jeweils diejenigen Salze, deren Mangel er festgestellt hatte, wobei er aber stets vermied, mehrere Salze gleichzeitig zu verabreichen. Die Biochemie nach Dr. Schüßler hat in der Naturheilkunde seit hundert Jahren ihren festen Platz erhalten.

Nach dem heutigen Stand der Wissenschaft kann man aber diese einfache Annahme, durch Zugabe homöopathisch potenzierter Salze einen Mangel im Körper auszugleichen, nicht mehr aufrechterhalten. Nach intensiven Forschungen wurden deshalb zwölf weitere sogenannte Ergänzungsmittel in den Heilmittelbereich der Biochemie aufgenommen.

Homöopathen, die ihre Patienten mit Hilfe der Biochemie nach Schüßler behandeln, wenden dieses Verfahren auch bei Hämorrhoidalbeschwerden an. Adressen von Heilpraktikerverbänden finden Sie im Anhang.

Blutegelbehandlung

Eines der ältesten Naturheilverfahren bei Stauungen aller Art ist die Blutegelbehandlung. Sie wurde bereits in nahezu allen vorchristlichen Kulturen als Heilverfahren eingesetzt. Mit dem ausgehenden 18. Jahrhundert unserer Zeitrechnung hatten sich vor allem die europäischen Mediziner so sehr in diese Therapieform hineingesteigert, daß – nach dem Aderlaß – die Blutegelbehandlung bei den meisten Krankheiten angewendet wurde. Mit dem Beginn des 20. Jahrhunderts ging dieser übertriebene Einsatz von Blutegeln dann aber wieder zurück, und die Schulmedizin widmete sich mehr den chemischen Medikamenten, die sie zielgerichteter einsetzen konnte.

Erst mit dem Einsetzen einer Rückbesinnung hin zu den natürlichen Heilverfahren in den siebziger und achtziger Jahren kam auch die Blutegelbehandlung wieder mehr in Mode. Ausschlaggebend sind natürlich vor allem die guten Erfolge, die bisher mit dieser Methode erzielt worden sind.

Die Wirksamkeit der Blutegelbehandlung basiert auf nachfolgenden vier Punkten:

- Als erstes sind die Wirkstoffe zu nennen, die der Egel beim Biß in das Blut abgibt. Vor allem ist hier das Hirudin mit seiner die Blutgerinnung hemmenden Wirkung zu nennen. Es verfügt über einen hohen Anteil an Dicarbonsäure.
- Dem Bißreiz.
- Der Bakterienflora des Blutegels.
- Der Ausleitung von Blut und Gewebsflüssigkeit, wobei der Egel selbst rund 10 Milliliter aus einem Biß saugt, während weitere 40 bis 50 Milliliter durch die Nachblutung ausgeleitet werden.

Zur Behandlung wird der Blutegel (*Hirudo medicinalis*) im Staugebiet angesetzt. Das durch den Biß ins Blut gelangende Hirudin führt zur Viskositätsverringerung des Blutes. So fließt es schneller und durchblutet besser. Gleichzeitig kommt der gestaute Blutfluß wieder in Gang, und der Stau kann abfließen. Vorhandene Ablagerungen und Schlackenstoffe werden abgespült und ausgeleitet.

Der Blutegel erreicht seine für die Therapie nötige Größe nach rund zwei Lebensjahren. Er kann bis zu 25 Jahre alt werden. Der Egel verfügt über einen vorderen und einen hinteren Saugnapf, und er saugt erst, wenn er mit beiden Saugnäpfen festsitzt. Entgegen anderen Meinungen kann der Biß des Blutegels keine Infektionen verursachen. In mehreren Experimenten wurde bereits wissenschaftlich versucht, Keime über Blutegel-Bißstellen zu übertragen. Es gelang nicht. Man geht davon aus, daß die dem Blutegel eigene Bakterienflora vor einer Infektion schützt.

Eine Blutegelbehandlung empfiehlt sich als natürliches Heilverfahren vor allem bei Blutstauungen, zum Beispiel Krampfadern, aber auch bei Bluthochdruck und Hämorrhoidalleiden.

Dampfbad

Auch bei Hämorrhoidenleiden kann ein Dampfbad rasche Linderung der aufkommenden Schmerzen bringen. In der Volksmedizin ist vor allem das Kamillendampfbad seit Urzeiten ein effektives Mittel gegen Hämorrhoiden und andere Erkrankungen im Enddarmbereich. So ein Dampfbad können Sie sich mit wenig Aufwand selbst zubereiten:

Geben Sie eine Handvoll Kamillenblüten in einen festen Eimer mit 2 bis 3 Liter kochendem Wasser – keinen Plastikeimer nehmen! –, legen Sie ein Brett über den Eimer und setzen sich so auf das Brett, daß der nackte Po über das Brett ragt und der After dem aufsteigenden Dampf ausgesetzt ist. Wenn Sie eine Dusche mit Duschbecken haben, können Sie auch die Kamillenblüten hineingeben, ebenfalls kochendes Wasser darüber gießen, hierbei müssen Sie aber dem Duschbecken entsprechend eine größere Menge Wasser nehmen. Legen Sie ein Brett so über eine Ecke des Duschbeckens, daß Sie Ihren After in den Kamillendampf halten können.

Wenn Sie über einen alten Stuhl oder einen Stuhl mit herausnehmbarer Sitzfläche verfügen, können Sie sich das Kamillenbad in einem Eimer herrichten, unter den Stuhl stellen, den Stuhlsitz entfernen und den Analbereich so dem Dampf aussetzen. Den eigenen Ideen sind hier keine Grenzen gesetzt, doch sollten Sie stets bedenken, daß es sich um kochendheißes Wasser handelt. Wenn Sie ihre Sitzauflage so wacklig gestalten, daß Sie ausrutschen und Körperteile in das heiße Wasser gelangen können, ist die dann entstehende Verbrennung mit Sicherheit unangenehmer und eventuell gefährlicher als das Hämorrhoidalleiden, das Sie bekämpfen wollen.

Wenn der Analbereich bereits stark entzündet ist, wird von der Volksmedizin auch ein starker Hopfen- und/oder Haferstrohabsud als Dampfbad empfohlen.

Neben Kamillenblüten, Hopfen und Haferstroh hat sich vor allem in Asien und Südamerika, aber auch in Australien der Einsatz von ätherischen Ölen in heißem Wasser als Dampfbad bei zahlreichen Stoffwechsel- und Hautproblemen sowie bei Hämorrhoiden-Leiden bewährt. Die Öle, vor allem Kamillen-, Teebaum- und Wildrosenöl, und ihre Wirkungsweise werden im Kapitel 4 genauer erläutert. Bei Dampfbädern gibt man etwa 10 bis 20 Tropfen des ausgewählten Öls oder einer Ölmischung in heißes, aber nicht kochendes Wasser und setzt sich so wie vorher bereits angesprochen in den aufsteigenden Dampf. Natürlich können Sie auch Teebaumöl in ein Kamillendampfbad geben, um so die Wirkstoffe beider Naturheilmittel zu nutzen.

Einreibungen

Wie bereits in Kapitel 2 beschrieben, werden heute in der Praxis die meisten Hämorrhoidalleiden mittels Cremes, Salben und Tinkturen behandelt. Während die Schulmedizin auf die angebotenen Pharmapräparate zurückgreift, die häufig nur Auszüge von Wirkstoffen aus Heilpflanzen enthalten, werden in der Naturmedizin meist die gesamten Pflanzen oder die entsprechend wirkenden Pflanzenteile verarbeitet, und dann entstehen daraus Salben und Tinkturen. Die in unserem Land am häufigsten verwendeten Pflanzenteile sind hierbei Hamamelisrinde, -zweige und -blätter, Roßkastaniensamen, Kamillen- und Calendulablüten. (Siehe hierzu auch die Übersicht über die derzeit von der Pharmaindustrie angebotenen Präparate mit natürlich definierten Wirkstoffen im Anhang.) Die Salben werden vor allem zum Einreiben des äußeren Afterbereiches eingesetzt.

In anderen Ländern verwendet man zum Einreiben des Afterbereiches auch ätherische Öle. Hier finden vor allem Teebaum- und Wildrosenöl Verwendung, denn beide haben entzündungshemmende Wirkstoffe, die sich besonders bei wunden Hautstellen bereits bestens bewährt haben.

Zur Unterstützung der Einreibungen können auch dünne Tücher eingesetzt werden. So hilft zum Beispiel ein mit Teebaumöl beträufeltes Tuch am After bei Hämorrhoidalbeschwerden, die mit entzündlichen Hautstellen und wunden Bereichen einhergehen.

Gymnastik

Da Bewegungsmangel als Mitauslöser für Hämorrhoidalbeschwerden erkannt wurde, ist eine regelmäßige Gymnastik wohl eines der preisgünstigsten Naturheilmittel. In einem alten Buch aus dem vorigen Jahrhundert über die natürlichen Heilmittel fand ich die nachfolgenden Anleitungen zu einigen leichten, aber gezielt für das Hämorrhoidenproblem ausgewählten gymnastischen Übungen, die sowohl den After als auch den gesamten Körper betreffen. Die Übungen sollen ebenfalls bei Verstopfung

---

Tip für leichte Hämorrhoidenbeschwerden:
Kneifen Sie mindestens viermal pro Tag jeweils zehnmal hintereinander den After kräftig zusammen und lassen dann wieder los. So wird das gestaute Blut im Analbereich zum Abfließen angeregt.

---

helfen, und wenn man sie regelmäßig anwendet, ohne daß man bereits Probleme mit den Hämorrhoiden hat, sind sie eine gute Vorbeugungsmöglichkeit. Die folgenden vorbeugenden Übungen sollten mindestens einmal täglich absolviert werden:

- Auf den Rücken legen. Beine anheben, kreisen lassen, erst einzeln dann zusammen. Beine dann schließen und beide Beine geschlossen langsam heben und senken. Nun Arme über den Kopf nehmen, Beine bleiben am Boden, und den Oberkörper langsam heben und senken.
- Aufrecht hinstellen, Arme hängen seitlich locker herab, die Beine sind leicht gespreizt. Den Bauch erst zehnmal nach rechts, dann zehnmal nach links kreisen lassen, dabei kräftig nach vorne drücken und wieder einziehen.
- In aufrechter Haltung die Beine leicht spreizen, dann den Körper in der Hüfte kräftig nach rechts beugen und dabei mit der rechten Hand den rechten Knöchel erreichen, wieder aufrichten. Nun die Übung genauso nach links ausführen und alles zehnmal hintereinander wiederholen.
- Aufrecht stehen, die Beine sind geschlossen, nun tief einatmen, dann den Oberkörper langsam nach vorn neigen. Der Bauch wird dabei eingezogen, der Rücken rund gemacht und langsam ausatmen. Dann wieder aufrichten, tief einatmen und sich, so weit es geht, dabei nach hinten recken. Die Übung zehnmal hintereinander wiederholen.

Manche Fitneßtrainer oder Bewegungstherapeut(inn)en mögen diese Übungen mit einem müden Lächeln begutachten, doch wurde mir glaubhaft versichert, daß bereits mein eigener Großvater seine Hämorrhoidenprobleme unter anderem auch mit Hilfe dieser gymnastischen Übungen erfolgreich bekämpft hat. Wer es moderner mag, kann sich heutzutage in jedem gut geführten Fitneßstudio über spezielle Übungen beraten lassen.

Heiltee

Ebenso alt wie der Wunsch des Menschen auf Heilung körperlicher Beschwerden ist auch der Einsatz von Heil- und Kräutertees in der Volksmedizin. Bereits in Urzeiten sammelten Heilkundige in Wäldern und auf Wiesen Blätter, Früchte, Gräser und Kräuter und bereiteten daraus einen Tee, der dann, je nach den unterschiedlichen Wirkstoffen der Pflanzen, bei bestimmten Krankheitsproblemen eingesetzt wurde. Tee als Heilmittel muß aber stets in »kleiner Kurform« eingesetzt, das heißt über einen Zeitraum von mehreren Tagen oder Wochen hinweg getrunken werden, um dann seine Heilwirkung auch entfalten zu können. Danach sollte man ihn aber für mindestens zwei Wochen absetzen, ehe man eine neue Teekur beginnt. Nur in wenigen Ausnahmefällen, etwa bei leichteren Magen- und Darmbeschwerden, Sodbrennen oder Bauchweh bei Kindern, helfen bereits zwei oder drei Tassen Kräutertee und lindern die Beschwerden.

Eine Kräuterteekur gegen Hämorrhoidalbeschwerden sollte zusammen mit anderen natürlichen Heilverfahren oder zur Unterstützung ärztlicher Maßnahmen über einen Zeitraum von zwei Wochen durchgeführt werden. Von dem jeweiligen Tee, für den man sich entschieden hat, wird jeweils morgens und abends eine Tasse (ungesüßt) getrunken. Die Zubereitung des Tees ist recht einfach. Es werden für die verschiedenen Kräuter zwei Verfahren angewendet:

- Geben Sie einen Eßlöffel der ausgewählten Kräutermischung in einen kleinen Topf, gießen Sie eine Tasse Wasser hinein und kochen die Kräuter kurz auf. Danach den Sud durch einen Teefilter in die Tasse gießen, und der Tee ist trinkfertig.

- Nehmen Sie einen gehäuften Teelöffel der ausgewählten Kräutermischung, geben Sie die Kräuter in eine große Tasse, gießen kochendes Wasser darüber und decken dann die Tasse mit einem Unterteller ab. Etwa 8 bis 10 Minuten lang ziehen lassen, danach durch ein Teesieb in eine andere Tasse gießen und trinken.

Sie sollten morgens und abends den Tee nach einer der vorgenannten Methoden jeweils frisch zubereiten und nicht etwa einen Rest, der vom Morgen noch übrig ist, am Abend aufwärmen. Durch das erneute Erhitzen können die Inhaltsstoffe an Wirkung verlieren. Bei Hämorrhoidenproblemen werden nachfolgende Kräuter für individuelle Mischungen empfohlen, von denen Sie aber nicht mehr als fünf bis sechs gleichzeitig mischen sollten.

- Nach dem ersten Verfahren zubereiten: Brennesselblätter, Johanniskraut, Hirtentäschel, Kamillenblüten, Kastanienblüten, Königskerze, Mariendistel, Mistel, Queckenwurzel, Schafgarbe, Spitzwegerich, Roßkastanienrinde und -blätter, Wiesenkopf.
- Nach dem zweiten Verfahren zubereiten: Ackerwinde, Arnika, Anis, Eibischwurzel, Engelsüß, Faulbaumrinde, Fenchel, Hamamelisblätter, Klettenwurzel, Kümmel, Heidelbeerblätter, Schachtelhalm, Walnußblätter, Wegwarte.

Es werden aber nicht nur Kräutertees gegen das Hämorrhoidalleiden in der Volksmedizin empfohlen, sondern auch spezielle Tees gegen Beschwerden, die Probleme im Enddarmbereich zumindest unterstützen und fördern, wie etwa Durchfall oder Verstopfung.

Bei Durchfall sollten Sie eine der nachfolgenden Teemischungen zwei bis drei Tage lang trinken und dabei möglichst wenig essen, wenn's geht, nur ein paar Zwieback. (Kräuterteemischungen gegen Durchfall, Zubereitung nach ersten Verfahren, jeweils einen Eßlöffel der angeführten Mischung nehmen):

- 5 g Arnikablüten, 5 g Bärlapp, 10 g Eichenrinde, 10 g Kamille, 10 g Odermennig, 10 g Tormentillwurzeln oder
- 20 g Blutwurz, 20 g Heidelbeerblüten, 20 g Islandmoos, 20 g Salbei, 20 g Silbermantel oder

- 20 g Eichenrinde, 20 g Hamamelisblätter, 20 g Kalmus, 20 g Kamille, 20 g Johanniskraut.

Wie schon im ersten Kapitel angesprochen, wird Verstopfung als ein Grund für krankhafte Hämorrhoiden angegeben. Auch wurde bereits erläutert, daß die Einnahme von Abführmitteln bei chronischer Verstopfung zu einem Kreislauf werden kann, der dann erst recht Hämorrhoidalbeschwerden hervorruft. Hier bietet sich durch den Einsatz von Abführtees ein natürliches und wesentlich sanfter wirkendes Mittel gegen Verstopfung, das nicht mit den negativen Langzeitwirkungen der im Labor entstandenen chemischen Abführmittel behaftet ist.

Wie bei fast allen anderen natürlichen Heilmitteln auch, wirken Abführtees nicht umgehend, sondern erst nach einigen Stunden. Dies sollten Sie bei der Anwendung berücksichtigen, damit die Wirkung nicht ausgerechnet zum ungünstigsten Zeitpunkt einsetzt, etwa während einer wichtigen Besprechung oder mitten in der Nacht. Die Liste der Kräutermischungen für Abführtees ist lang, nachfolgend finden Sie die am häufigsten genannten mit den dazugehörigen Einnahmeanweisungen. Welcher bei Ihnen am besten wirkt, müssen Sie selbst einmal ausprobieren, denn jeder Mensch reagiert auf die Einnahme von Arzneien etwas anders:

- 20 g Anis, 20 g Fenchel, 50 g Sennesblätter; eine Tasse täglich.
- 60 g Faulbaumrinde, 20 g Kümmel, 20 g Melisse; zweimal täglich eine Tasse.
- 20 g Anis, 20 g Fenchel, 40 g Holunderblüten, 30 g Sennesblätter; zweimal täglich je eine Tasse trinken.
- 20 g Anis, 20 g Pfefferminze, 20 g Sennesblätter, 20 g Wegwarte; eine Tasse täglich.
- 20 g Holunderblüten, 40 g Stiefmütterchenblüten, 30 g Süßholzwurzel; zweimal täglich eine Tasse.

- 40 g Ackerwindenkraut, 10 g Fenchel, 10 g Melisse, 10 g Pfefferminze, 10 g Pfingstrosenblüten; zweimal täglich eine Tasse.
- 10 g Anis, 10 g Faulbaumrinde, 10 g Fenchel, 10 g Krauseminze, 10 g Pfefferminze, 10 g Schafgarbe; dreimal täglich eine Tasse, möglichst warm trinken.
- 30 g Faulbaumrinde, 30 g Holunderblüten, 30 g Malvenblätter, 20 g Zaunwindenblätter; zweimal täglich eine Tasse.

Homöopathie

Auf die Frage »Was ist eigentlich die Homöopathie?« erhält man häufig die Antwort: »Ein Oberbegriff für verschiedene alternative Heilmethoden.« Das ist aber völlig falsch. Homöopathie ist eine eigenständige Heilmethode, die 1790 von dem deutschen Arzt, Apotheker und Chemiker Dr. Samuel Hahnemann (1755–1843) entdeckt und begründet wurde. Es handelt sich hierbei um eine ganzheitliche Therapieform mit klar definierten Gesetzen, die auf dem sogenannten »Ähnlichkeitsprinzip« beruhen. Dies drückt auch bereits der Begriff »Homöopathie« selbst aus, der sich aus den beiden griechischen Wörtern *homoios* = »ähnlich« und *páthos* = »Leiden« zusammensetzt. Dies war für Dr. Hahnemann der einzig zutreffende Begriff, nachdem er auf das wohl wichtigste Naturgesetz der Medizin gestoßen war: das Ähnlichkeitsgesetz. Die Entdeckung, daß »Gleiches durch Gleiches geheilt werde« (lat.: *Similia similibus curentur*), war einem Zufall zu verdanken – wie es so oft in der Geschichte großer Entdeckungen der Fall ist.

Hahnemann übersetzte ein englisches Arzneimittelbuch ins Deutsche und stieß dabei zufällig auf die Chinarinde. Dies war das erste Heilmittel, das damals erfolgreich gegen Malaria eingesetzt wurde. Als einzige Begründung für die Heilwirkung wurden die magenstärkenden Bitterstoffe angegeben. Das konnte den stets nach neuen Erkenntnissen suchenden Arzt und Chemiker nicht befriedigen, und so unternahm er einen bis dahin einzigartigen Selbstversuch: Er nahm etwas pulverisierte Chinarinde für einige Tage ein und stellte fest, daß er als gesunder Mensch die gleichen malariaähnlichen Symptome entwickelte wie ein Kranker. Er wiederholte diesen Versuch mehrfach und kam stets zum gleichen Ergebnis. Nachdem er mit mehreren Freiwilligen die Versuche wiederholt hatte, stand für ihn fest, daß nur derjenige Arzneistoff in der Lage ist, einen kranken Menschen zu heilen, dessen Arzneimittelbild dem Symptombild ähnelt, das der Kranke hervorbringt.

Den Rest seines Lebens widmete Hahnemann von da an der Begründung und Weiterentwicklung der von ihm entdeckten Homöopathie. Dabei fand er heraus, daß die örtlichen Krankheitserscheinungen, also die Symptome, nicht die Krankheit selbst sind, sondern nur nach außen hin fühl- und erkennbarer Ausdruck. Für ihn war die eigentliche Krankheit, daß eine tief im Zentrum des Menschen wirkende Kraft, die er »Lebenskraft« nannte, aus ihrer Ordnung geraten war. Erst wenn diese innere Ordnung und Harmonie aus den Fugen gerät, haben Bakterien und Viren eine Chance, sich krankmachend im Körper auszubreiten. Die Aufgabe eines Homöopathen, so wie sie Hahnemann verstand, kann nur darin bestehen, durch den Einsatz der geeigneten Mittel wieder Ordnung und Harmonie in der »Lebenskraft« herzustellen. Nur so ist Heilung möglich.

In der Praxis sieht eine gute homöopathische Behandlung wie folgt aus: Neben den Symptomen der Krankheit bezieht der Homöopath in einem intensiven Gespräch (bis zu zwei Stunden Dauer), das mit Hilfe eines Fragebogens und zahlreicher Notizen für den Heiler später nachvollziehbar festgehalten wird, auch die Lebensgewohnheiten des Patienten, seine Träume und Wünsche, seine Ängste, Nöte und Sorgen ebenso in seine Therapie ein wie vorausgegangene Erkrankungen und ihre Verläufe. Nach der Auswertung der so gewonnenen Erkenntnisse gibt der Homöopath seine für jeden Patienten völlig individuellen Therapievorschläge. Das kann so weit gehen, daß vier oder fünf Patienten mit den exakt gleichen Symptomen völlig unterschiedliche homöopathische Arzneimittel verschrieben bekommen. Besondere technische Hilfsmittel kommen hierbei nicht zum Einsatz. Die Homöopathie hat sich vor allem bei langwährenden und chronischen Erkrankungen bis heute einen guten Ruf erhalten.

Wenn Sie sich für eine homöopathische Behandlung Ihres Hämorrhoidalleidens entscheiden, ist die Auswahl eines guten Homöopathen sehr wichtig, denn er muß sicher in der Auswahl Ihres individuellen Heilmittels sein. Das ist aber nicht so leicht zu bewerkstelligen, denn das Wirkungsspektrum der Arzneimittel ist in mannigfaltigen Repertorien festgehalten, die immer zahlreicher werden. Inzwischen gibt es weit über hundert verschiedene »Arzneimittellehren«, die von unterschiedlichen Homöopathen zusammengestellt wurden und deshalb zwar in den Grundzügen und Leitsymptomen übereinstimmen, sich aber in der individuellen Sichtweise der Verfasser unterscheiden.

Am bekanntesten ist das Repertorium von James Tyler Kent, einem Schüler Hahnemanns. Da es bei der Auswahl des richtigen homöopathischen Heilmittels darauf ankommt, daß für die Symptome des Patienten ein ähnliches Mittel (Simile) oder gar das ähnlichste (Simillimum) gefunden wird, müssen oft zahlreiche Arzneimittelbilder verglichen werden. Das bedarf einer großen Grundkenntnis und einer ausgeprägten Ausdauer beim Homöopathen, außerdem ist es sehr zeitaufwendig.

Informationen, wo Sie gut ausgebildete Homöopathen finden können, sind im Anhang dieses Buches angegeben, außerdem hilft auch das Internet weiter. Wie, erklären wir Ihnen im Kapitel 6 bei den Hilfen und Tips aus der Praxis.

Da in der Homöopathie nicht bestimmte Mittel einfach den jeweiligen Krankheitssymptomen zuzuordnen sind, werden an dieser Stelle auch keine homöopathischen Heilmittel aufgezählt, die bei Hämorrhoidalproblemen eingesetzt werden. Einige der häufig zur Anwendung kommenden Arzneien aus dem homöo-pathischen Bereich besprechen wir aber noch im Kapitel 4.

Die Homöopathiemittel eignen sich nicht zur Eigentherapie, denn es bedarf eines großen Wissens und eines umfangreichen Erfahrungsschatzes, nicht nur das richtige Mittel auszuwählen, sondern auch die genaue Dosierung festzulegen und die Konzentration des Mittels zu bestimmen. Nach Hahnemann verändern die Homöopathiemittel ihr Wirkpotential durch verschiedene Vorgänge wie zum Beispiel Verdünnung mit anschließendem Schütteln oder Reiben. So kann beispielsweise bei einer verordneten Tinktur durch ein falsches Verdünnungsverhältnis, eine Über- oder Unterdosierung oder einen anderen Umgang eine völlig andere als die erzielte Wirkung eintreten. Obwohl die in der Homöopathie eingesetzten Naturheilmittel nebenwirkungsfrei und normalerweise völlig ungefährlich sind, gibt es auch Ausnahmen wie etwa Lachesis, Sulfur oder Phosphor. Hinzu kommt noch, daß die eingesetzten Mittel auch in den »seelischen Bereich« eines Menschen vordringen und so auf das innere Gleichgewicht des Patienten ungewollte Wirkungen ausüben können. Wenn Sie homöopathische Heilmittel anwenden, sollten Sie sich unbedingt an alle Anordnungen des verordnenden Heilpraktikers halten und jede Änderung mit ihm absprechen.

Unter dem Potenzieren von homöopathischen Heilmitteln versteht man das Verdünnen der Ausgangssubstanz in einem Lösungsmittel, etwa Alkohol oder auch Milchzucker. Die Mischung wird kräftig geschüttelt oder zerrieben. Die Potenz eines Mittels wird durch eine Buchstaben-Zahlen-Kombination gekennzeichnet. Der Code D3 beispielsweise bedeutet, daß das Mittel dreimal potenziert worden ist, und zwar jeweils im Verhältnis 1:10 (D = Dezimal).

Homöopathische Mittel können so stark verdünnt sein, daß kein Molekül der Ausgangssubstanz mehr darin vorhanden ist. Die nachgewiesene Wirkung solcher Medikamente (besonders bei chronischen Beschwerden) ist wissenschaftlich nur schwer zu erklären. An dieser Stelle mag der Hinweis genügen, daß sie im Gegensatz zu den herkömmlichen schulmedizinischen Arzneien nicht chemisch, sondern energetisch wirken.

Homöopathische Mittel wirken energetisch.

Die Arzneimittelformen der homöopathischen Präparate ähneln denen der aus der Schulmedizin bekannten, doch gibt es auch einige Besonderheiten, deshalb seien sie hier kurz erwähnt:

- **Injektionsampullen:** Hierbei handelt es sich um Ampullen zur Injektion, die dem Heilpraktiker vorbehalten sind. Sie werden aus der Potenzierung der Urtinktur und unterschiedlichen Zusätzen hergestellt.

- **Globuli:** Unter diesem Begriff versteht man kleine, etwa stecknadelkopfgroße Kügelchen, die in verschiedenene Dosierungen angewendet werden. Zum Einnehmen werden die Globuli in den Mund genommen und sollen dann dort zergehen, damit die Wirkstoffe bereits über die Mundschleimhaut in den Blutkreislauf gelangen. Es sollte möglichst keine Flüssigkeit beim Einnehmen getrunken werden. Die Dosierungsmengen werden meist einfach durch Abzählen der Kügelchen festgelegt. Dies kann besonders bei alten Menschen etwas problematisch werden, denn die kleinen Kugeln rollen leicht davon.

- **Tabletten:** Dies ist auch die in der Homöopathie am häufigsten verwandte Darreichungsform. Als Faustformel kann man sagen, daß eine Tablette in der Wirkung etwa fünf Globuli entspricht. Die Wirkstoffe werden meist in Milchpulver oder Saccharose verpackt und dann in Tablettenform gepreßt. Im Gegensatz zu den meisten chemischen Tabletten, die mit viel Wasser geschluckt werden, um ihre Wirkstoffe dann im Magen zu entwickeln, sollen die meisten homöopathischen Tabletten so lange wie möglich im Mund behalten werden, um ebenso wie die Globuli dort zu zergehen. Bei der Einnahme homöopathischer Tabletten sollten Sie keine Flüssigkeiten zu sich nehmen.

- **Trinkampullen:** Hierbei handelt es sich um Tinkturen, die aus Potenzierung der Urtinktur hergestellt werden. Wie der Name es bereits sagt, wird der Inhalt dieser Ampullen vom Patienten getrunken.
- **Tropfen:** Statt in Tablettenform oder als Globuli können Arzneimittel auch in flüssiger Form als Tropfen verordnet werden. Diese sollen dann aber ebenfalls nicht sofort geschluckt, sondern möglichst lange im Mund behalten werden. Das ist nicht immer angenehm, da sie nicht besonders gut schmecken und Alkohol enthalten.
- **Salben:** Die homöopathischen Salben dienen der äußeren Behandlung und werden entweder aufgetragen, eingerieben, einmassiert oder für Umschläge verwendet.
- **Urtinktur:** So wird der alkoholische Auszug einer Pflanze, von Mineralien, Tierprodukten oder ähnlichen bezeichnet, der in der Homöopathie als Arznei Verwendung findet; Zeichen Ø.

Hygiene

Zwar ist mangelnde Sauberkeit kein Auslöser für Hämorrhoidenbeschwerden, doch wirkt sich eine unzulängliche Analhygiene meist negativ auf die Symptome wie Jucken, Brennen und Wundsein aus. Vor allem rückverbleibende Kotreste in Zusammenhang mit Körperschweiß vermögen ein wahres »Höllenfeuer am Hintern« zu entfachen, was dann problematischere Auswirkungen auf den Betroffenen als das Hämorrhoidalleiden selbst haben kann. Eine gute Analhygiene ist ebenfalls vorbeugend wichtig. Wer wegen schlechter Hygiene im Analbereich

ständig ein Jucken oder Brennen verspürt und sich mit wundge-
kratzten Stellen herumplagt, kann die echten Hämorrhoiden-
Symptome möglicherweise erst viel zu spät erkennen und setzt
sich unnötig dem Risiko aus, den Boden für andere Erkrankungen im Enddarmbereich zu bereiten.

Die wichtigsten Regeln für eine richtige Analhygiene sind die
folgenden:

- Reinigen Sie sich nach dem Stuhlgang zuerst nur mit trocke-
  nem Toilettenpapier.
- Das Toilettenpapier sollte weiß sein, also ungefärbt und ohne
  Aufdruck, und nicht parfümiert.
- Es sollte außerdem recht weich (mehrlagig) sein, vor allem
  wenn sich bereits erste Hautschädigungen eingestellt haben.
- Nach der trocken ausgeführten Erstreinigung sollten Sie den
  After feucht nachreinigen. Hierzu eignet sich klares Wasser,
  ohne Waschzusätze am besten. Danach sanft trockentupfen,
  nicht reiben!
- Niemals Seife und Intimsprays im Afterbereich verwenden!
  Die darin enthaltenen Duftstoffe wirken hautreizend.
- Bei starker Schweißbildung am After verhindert ein feines
  Leinentuch, daß die sich berührenden Hautstellen aneinan-
  der wundreiben. Das Tuch sollte aber mehrmals täglich aus-
  gewechselt werden, stets dann, wenn es durchgehend feucht
  ist. Watte, wie in einigen Quellen angegeben, eignet sich als
  Einlage in der Praxis nicht besonders, da sie sich rasch voll-
  saugt und sich bei Bewegungen die Wattefusen mit dem
  Schweiß in der Pofalte verteilen und so den Juckreiz noch verstärken.
- Ist die Haut am Afterbereich bereits gerötet, können Sie ein
  Tuch zwischen die Gesäßhälften legen, das Sie vorher mit ein
  paar Tropfen Teebaumöl getränkt haben.

Hinzu kommt natürlich noch die normale tägliche Hygiene,

die sowohl morgens als auch abends das Waschen des Intim-
und Analbereichs mit klarem Wasser einschließen sollte.

Magnettherapie oder Mesmerismus

Der Magnetismus, auch »Mesmerismus« genannt, wurde von
dem deutschen Arzt Franz Anton Mesmer (1734–1815) gegen
Ende des 18. Jahrhunderts in die Heilkunde eingeführt. Hierbei
ging Mesmer von bis dahin nicht erkannten magnetischen Kräften aus, die von den Händen besonders dafür begabter Menschen durch Berühren oder Bestreichen auf andere übergeht.
Mesmer selbst setzte die Methode mit großem Erfolg ein und er-
arbeitete sich systematisch Anwendungen für diese Heilkräfte.
Zweifelsohne waren seine Erfolge real und nicht zu übersehen,
dennoch hatten sich bald zahlreiche Schulmediziner gegen seine
Methoden gewandt und ihn bekämpft.

Heute weiß man, daß mit solchen Kräften ausgestattete Menschen Wirkungen am peripheren Gefäß- und Lebensnervensy-
stem erzielen können, die zur Heilung von Krankheiten führen,
wenn die Einsätze sinnvoll erfolgen. Die schulmedizinische An-
erkennung blieb diesen Methoden allerdings bis heute versagt,
da die körpereigenen magnetischen Kräfte nicht labortechnisch
exakt nachmeßbar sind.

Die solcherart erzielten Erfolge und nachweisbaren Ergebnisse werden von den Schulmedizinern in den Bereich der Sug-
gestion gedrängt, womit sie aber nicht ganz recht haben. Bereits
im traditionellen China widmeten Heilkundige sich dem Bereich der Magnettherapie. Hierbei ging man von der Akupunktur aus und setzte neben feinen Nadeln auch kleine, aber starke
Magneten ein, um die Wirkungen auf bestimmte Akupunkturpunkte noch zu verstärken und die fließenden Energieströme
stärker beeinflussen zu können.

Überall auf der Welt gibt es Menschen, die mit Hilfe ihnen eigener Kräfte heilen können und von sich behaupten, mittels der Magnettherapie alle Krankheiten, auch Hämorrhoidalbeschwerden, besiegen zu können. Leider haben aber kritische Nachprüfungen ergeben, daß mehr als die Hälfte dieser »Wunderheiler« nur Scharlatane sind. Unbestreitbar haben jedoch auch einige wenige den Untersuchungen standhalten können und so bewiesen, daß die Magnettherapie selbst keine Scharlatanerie ist. Ich selbst würde aber eher einer der anderen hier aufgeführten Naturheiltherapien den Vorzug geben. Die Magnettherapie sei nur der Vollständigkeit halber hier erwähnt.

Massagen

Seit Bestehen der Menschheit gehört die Massage zu einem der wichtigsten Naturheilmittel. Das mechanische Behandeln von Körperstellen mittels Kneten, Reiben, Streicheln und Klopfen, so die wissenschaftliche Definition für Massagen, beginnt eigentlich bereits bei der Geburt, denn Hebamme oder Arzt versetzen dem Neugeborenen meist einen leichten Klaps auf den Po, um das Baby zum Schreien und somit zum Beginn der regelmäßigen Atmung zu animieren.

Vor allem bei Muskel- und Gelenkproblemen, nach Sportunfällen, zur Entspannung und als Stimulanz vor dem Sex hat die Massage bereits Einzug in unser aller Leben gefunden. Auch bei Magen- und Darmproblemen sowie zur Anregung des Blutkreislaufes wird die heilende Wirkung einer jeweils auf das Problem ausgerichteten Massage hochgeschätzt.

Zur Wiederherstellung der Funktionsfähigkeit krankhaft veränderter Hämorrhoidalpolster eignen sich rein mit den Händen ausgeführte Massagen nicht besonders für eine Eigentherapie. Grundsätzlich sollten alle Massagen nur von gut ausgebildeten und geübten Fachkräften ausgeführt werden. Die einzige Massage für den Enddarmbereich, die Sie daheim und ohne große

Vorkenntnisse anwenden können, ist die Dehnung des Analkanals mit Hilfe des in Kapitel 2 bereits genauer erklärten Analdehners (siehe Seite 53). Dieses Massagetraining bewirkt, daß
die verkrampften Muskeln sich entspannen, außerdem fördert
es den Abfluß des bereits gestauten Blutes. Um die gewünschte
Wirkung zu erzielen, sollten Sie den Analdehner mindestens
dreimal täglich einsetzen.

Reflexzonenmassage (Fußreflexzonenmassage)

Die Therapieform der Reflexzonenmassage, auch »Fußreflexzonenmassage« genannt, hat ihren Ursprung in der überlieferten Volksmedizin der amerikanischen Indianer und des alten
China. Es ist dem amerikanischen Arzt und Naturheiler Dr.
William Fitzgerald zu verdanken, daß diese inzwischen auch
wissenschaftlich anerkannte natürliche Therapieform nicht in
Vergessenheit geriet, sondern immer weiter entwickelt wird.

Der Arzt fand heraus, daß der Mensch aus zehn reflektori-
schen Längsschnitten besteht, die alle Reflexpunkte in den
Füßen haben. So ist die Fußsohle wie eine Landkarte aufgeteilt,
wobei jedes Gebiet dieser Karte reflektorisch auf einen bestimmten Körperteil oder ein Organ wirkt. Ein geübter Thera-
peut kann über das entsprechende Segment sowohl anregend
als auch beruhigend auf das jeweilige Organ oder den krankhaft
veränderten Körperteil einwirken.

Als Grundüberlegung geht man davon aus, daß von den Re-
flexzonen bestimmte Nervenimpulse zum Gehirn geschickt werden und dort in das jeweils zuständige Areal des der Reflexzone
zugeordneten Organs gelangen. Von dort aus wird dann die Wirkung an die entsprechenden Organe und Körperteile weitergeleitet. Mit bestimmten Massagegriffen kann nun der Behandelnde
über die Fußsohlen Schmerzen lindern, die Durchblutung fördern und Organe zur Tätigkeit anregen oder beruhigen.

Da die Reflexzonenmassage eine »Ordnungstherapie« ist, wird beim Menschen die durch Krankheit gestörte Energie wieder zum normalen Fließen gebracht und dadurch der Körper »umgestimmt«. Die inneren Heilkräfte werden aktiviert, die Organe gekräftigt und ihr Zusammenwirken harmonisiert. Auch in dieser Therapieform wird der Mensch ganzheitlich behandelt und nicht nur einzelne Symptome. Die Reflexzonenmassage kann sowohl als eigenständige Therapie eingesetzt werden als auch unterstützend zu anderen therapeutischen Maßnahmen.

Bei Hämorrhoidalbeschwerden wird die Fußreflexzonenmassage in den USA und in Asien bereits von zahlreichen Ärzten und Heilpraktikern eingesetzt. In unserem Land ist diese Behandlungsmöglichkeit noch nicht so sehr verbreitet, wird sich mit Sicherheit aber in den kommenden Jahren weiter durchsetzen, denn die Reflexzonenmassage ist ein Zweig der Naturheilkunde, der in unserem Land einen stark ansteigenden Trend zu verzeichnen hat. So konnte beispielsweise der Universitätsprofessor Dr. K. Jung an der Johannes-Gutenberg-Universität in Mainz in einer Studie mit dem Titel »Über die Füße abnehmen« nachweisen, daß auch die Gewichtsreduzierung über die Fußreflexzonen möglich ist, und dies kann sicherlich für viele Übergewichtige, die an Hämorrhoidenbeschwerden leiden, ein gewünschter Nebeneffekt sein.

Säfte

Der Einsatz von Obst- und Gemüsesäften gegen krankhaft veränderte Hämorrhoidalpolster ist nicht exakt wissenschaftlich nachgewiesen, wird in der Volksmedizin aber immer wieder angesprochen. Verschiedene Saftkuren werden erwähnt, die über einen Zeitraum von fünf bis sieben Tagen durchgeführt werden sollen.

Mit Sicherheit kann davon ausgegangen werden, daß bestimmte Säfte zumindest den Heilprozeß unterstützen und sich positiv auf die Verdauung auswirken. Meiner Meinung nach sollte eine Saftkur als unterstützende Maßnahme angesehen werden und mit dem behandelnden Arzt oder Heilpraktiker abgesprochen werden. Wenn Sie aber jeden Tag auf eine Tasse Kaffee, ein Bier oder ein Glas Wein verzichten und statt dessen ein Glas Saft trinken, wird das Ihrer Gesundheit guttun, ob Sie unter krankhaften Hämorrhoiden leiden oder nicht.

Für eine Saftkur bei Hämorrhoidalbeschwerden über fünf bis sieben Tage hinweg eignen sich folgende Säfte besonders: Aprikose, Brunnenkresse, Erdbeere, Heidelbeere, Karotte, Knoblauch, Löwenzahn, Pfirsich, Rote Bete, Sanddorn, Sauerkraut, schwarze Johannisbeere, Sellerie, Spinat, Tomate, Zwiebel.

Umschläge und Auflagen

Nicht gegen das Hämorrhoidalleiden selbst, aber gegen die unangenehmen Symptome wie Jucken, Brennen und wunde Hautstellen helfen auch Umschläge und Auflagen, doch machen diese in der Praxis nur Sinn, wenn sie in Ruhephasen angewendet werden, also hauptsächlich in der Nacht oder beim Mittagsschlaf.

Gegen die mit Hämorrhoiden-Beschwerden einhergehenden Hautprobleme haben sich Umschläge mit Teebaum-, Wildrosen- und Kamillenöl besonders gut bewährt. Hierbei wird das entsprechende Öl einfach auf ein feines Leintuch geträufelt, das dann zwischen die Pobacken gelegt und mit Hilfe einer festen, aber nicht zu eng sitzenden Unterhose fixiert wird.

Für Afterauflagen eignen sich Absude aus Eichenrinde, Kamille oder Zinnkraut, mit denen man ein feines Tuch tränkt und dann im Afterbereich auf die Haut legt. Es empfiehlt sich auch diese Auflagetücher mit einer Unterhose an ihrem Platz zu halten, will man nicht nur auf dem Bauch liegen (siehe auch »Bäder«, Seite 73).

Verhaltensregeln

Auch falsches Verhalten vor und während der Stuhlentleerung kann das Hämorrhoidalproblem fördern. Für das richtige Verhalten auf dem »stillen Örtchen« werden in den verschiedenen Publikationen über Darm- und Enddarmprobleme aber die unterschiedlichsten Angaben gemacht. Während in einigen Fachbüchern die Theorie vertreten wird, daß eine ruhige und möglichst bequeme Sitzung auf der Toilette sich positiv auf Hämorrhoidenbeschwerden auswirkt, raten der Autor Prof. Dr. Peter Otto und andere Schulmediziner genau das Gegenteil. Meiner Meinung nach gibt es keine für alle Menschen, jede Kloschüssel und jede Form der Kotsäule zutreffende »Kackordnung«, um es einmal salopp zu formulieren. Der Vorgang der Stuhlentleerung ist ein völlig individueller, der von verschiedenen Faktoren abhängt. Grundsätzlich sollte man allerdings den Drang, sich entleeren zu müssen, nicht unnötig unterdrücken. Wenn sich dieses spezielle Gefühl zwischen den Pobacken anmeldet, sucht man am besten so rasch wie möglich eine Toilette auf.

Leider hat meines Wissens noch niemand eine bezahlbare Toilette entwickelt, die sich per Knopfdruck den unterschiedlichen Körpergrößen und Beinlängen der Menschen anpaßt. Die bei uns eingesetzten Klobecken in den Privathaushalten sind meist in einer leicht schwankenden »Einheitshöhe« konstruiert und haben einen »Einheitsdurchmesser«, was für Kinder bereits zum Problem wird. Ein zusätzlicher Aufsatz mit kleinerem Durchmesser und ein kleiner Hocker vor dem Becken können hier rasch Abhilfe schaffen. Dies gilt auch für kleinwüchsige Erwachsene. Mehr Probleme haben da schon Größere. Wenn man, so wie ich, über 180 Zentimeter Körperlänge aufweist, ist ein wirklich bequemes Sitzen auf einer deutschen Toilette sowieso völlig ausgeschlossen. Wenn man dann noch den Rat aus einem jener Fachbücher befolgt und sich »einen Hocker unter die Füße stellt und nach vorne beugt«, so kann man als etwas größer geratener Mensch dann gleich den Kopf auf ein Knie legen ...

Aus eigener Praxis kann ich zu diesem Thema nur anmerken, daß sich eine wesentliche Verbesserung meiner Hämorrhoidenprobleme ergeben hat, als ich mir etwas mehr Zeit beim Stuhllassen ließ. Jahrelang war ich täglich beruflich unterwegs, und den Vorgang der Stuhlentleerung empfand ich als belastend, zumal ich es nicht mag, mich auf fremde Toilettenbrillen zu setzen. So versuchte ich stets, so schnell wie möglich das fremde Klo wieder zu verlassen, auch wenn ich mich noch nicht völlig entleert hatte. Heute nehme ich mir die Zeit, decke eine fremde Klobrille mit Toilettenpapier ab, setze mich entspannt hin und harre völlig unverkrampft der Dinge, die mich dann erleichtern. Meine persönliche Sitzhaltung ist dabei meist automatisch etwas nach vorn geneigt, da sich hinter den meisten Toilettenschüsseln ein Wasserbecken oder in älteren Häusern ein Steigrohr mit Drückmechanismus befindet, die mir ein nach hinten gelehntes Sitzen unmöglich machen. Nach Möglichkeit versuche ich aber den Kot bereits loszuwerden, ehe ich das Haus verlasse, doch auch das geschieht heute in aller Ruhe und Entspannung.

**Dies ist meines Erachtens auch die einzige Regel, die man wirklich beachten sollte:
Sitzen Sie völlig entspannt auf der Toilette, pressen Sie nicht unnötig und lassen Sie sich die Zeit, die der Vorgang jeweils beansprucht.**

Waschungen, Abklatschungen und Abreibungen

Die Bearbeitung der Haut mittels Waschungen, Abklatschungen, Abreibungen und Güssen, nicht nur im Analbereich, dient dem Zweck, Verspannungen und Verkrampfungen zu lösen und die Durchblutung zu fördern. Diese Maßnahmen sind gerade bei Hämorrhoidenbeschwerden sehr wichtig zur Unterstützung anderer natürlicher Heilanwendungen.

Waschung (Ganzkörperwaschung)

Mit einem Naturschwamm, zur Not kann man auch einen Waschlappen nehmen, werden die einzelnen Körperteile von oben nach unten, aber immer herzwärts mit kreisenden Bewegungen abgewaschen. Hierzu nimmt man eine Apfelessig-Wasser-Mischung im Verhältnis 2:1.

Die Ganzkörperwaschung sollte etwa 10 Minuten dauern, aber eine Viertelstunde nicht überschreiten. Sie wirkt belebend, durchblutungsfördernd und regt vor allem die Ausleitung der Schlacken- und Giftstoffe (Toxine) durch die Haut an

Abklatschung

Ein kleines Handtuch wird in eine Apfelessig-Wasser-Mischung (Mischverhältnis 1:1) getaucht, bis es völlig naß ist. Nun wird von den Extremitäten bis zum Herzen gegen die einzelnen Körperteile kräftig geklatscht, bis sich die Haut gleichmäßig rosa färbt.

Wenn Sie Probleme beim Abklatschen der Rückenpartie bekommen, sollten Sie jemanden um Hilfe bitten. Jeden zweiten Tag eine Abklatschung wirkt für den gesamten Körper belebend, löst Verkrampfungen und fördert die Durchblutung.

Abreibung

Hierzu benötigen Sie ein größeres Tuch, das Ihren gesamten Körper einhüllt, eventuell ein Bettuch, und jemanden, der Ihnen hilft.

Das Tuch tränken Sie komplett in Apfelessigwasser im vorgenannten Mischverhältnis. Nun wird der gesamte Körper mit dem Tuch eingehüllt, und die Hilfsperson beginnt sofort mit beiden Händen abzureiben, wobei das Tuch fest am Körper anliegt.

Die Abreibung sollte von den Extremitäten zum Körper hin durchgeführt werden und nicht länger als 6 bis 8 Minuten dauern. Sie wirkt äußerst intensiv auf den Kreislauf, den Hautstoffwechsel und regt den Blutdruck an.

Kapitel 4

Die wichtigsten
pflanzlichen Heilmittel

Nachdem nun bisher soviel über die verschiedenen Pflanzen und den Einsatz ihrer Teile, Absude, Auszüge und Öle in Arzneimitteln, bei der Salbenherstellung, in Badezusätzen oder auch als Heilsaft berichtet wurde, sollten wir uns die wichtigsten dieser Pflanzen und ihre Wirkstoffe einmal etwas genauer betrachten. Dann können Sie sich besser entscheiden, welchem pflanzlichen Heilmittel Sie Ihr Vertrauen schenken wollen, wenn Sie sich für ein natürliches Heilverfahren oder für vorbeugende Maßnahmen entscheiden. Als Orientierungshilfe haben wir die Anwendungsgebiete der jeweiligen Pflanze, wenn es für unser Thema sinnvoll erschien, in zwei Begriffe geteilt: »Volksmedizin« und »Homöopathie«. Unter dem Begriff »Volksmedizin« finden Sie die seit Jahrtausenden in der Praxis der Naturheilkunde von einer Generation zur anderen überlieferten Einsatzmöglichkeiten der jeweiligen Pflanze und/oder ihrer Teile. »Homöopathie« bezeichnet den Einsatz von homöopathischen Potenzen der jeweiligen Pflanze oder ihrer Teile (siehe Seite 88).

Die Auflistung der Pflanzen ist überwiegend nach ihren deutschen Namen gestaltet. Bestimmte Pflanzen, die eher unter ihren botanischen oder lateinischen Bezeichnungen bekannt sind, finden Sie mit einem Verweis auf den »Volksnamen« ebenfalls in der alphabetischen Auflistung.

Ackerwinde (Convolvulus arvensis)

Die Ackerwinde ist eine auch bei uns beheimatete Pflanze, die bis zu 80 Zentimeter hoch wird. Sie hat eine lange Blütezeit, die von Mai bis Oktober reicht. Sie windet sich an Zäunen, Pfählen und anderen Pflanzen empor oder liegt flach am Boden.

In der Volksmedizin wird bei Hämorrhoidenproblemen hauptsächlich das getrocknete Kraut als Zusatz in Heiltees verwendet.

Aesculus hippocastanus → Roßkastanie.

Aloe (Aloe vera)

Aloe ist ein Liliengewächs, das aus Nordafrika über die Mittelmeerländer den Weg zu uns fand. Die Wüstenpflanze speichert in ihren fleischigen Blättern sehr viel Feuchtigkeit sowie Enzyme, Vitamine, Proteine und Mineralien. Diese Bestandteile werden der gallertartigen Blattflüssigkeit durch Einlegen in ein Basisöl (meist Soja- oder Mandelöl) entzogen und so für die Anwendung verfügbar gemacht. Diesem Mazerat (Auszug aus Kräutern oder Gewürzen) wird etwas frischer Saft zugesetzt, wodurch die sonst übliche, starke Konservierung umgangen wird.

Bereits vor mehr als sechs Jahrtausenden wurde der Saft der »Wüstenlilie« im alten Ägypten bei Hautproblemen und zur Kosmetik eingesetzt, und auch Kleopatra soll sich der hautfreundlichen Wirkung des Aloesaftes bedient haben. Von Alexander dem Großen wird berichtet, daß er den Aloesaft bei Verletzungen seiner Soldaten einsetzen ließ, und im ältesten bekannten Kräuterbuch des griechischen Arztes Dioskurides aus dem 1. Jahrhundert v. Chr. wird die Heilwirkung der Aloe beschrieben. Mit den Seefahrern und Mönchen kam die Pflanze vor rund 500 Jahren auch in andere Länder und wurde so bald ebenso in Südamerika und Asien als Heilmittel geschätzt.

In unserer Zeit widmeten sich zahlreiche Wissenschaftler der Pflanze und ihrer Wirkstoffe, die inzwischen für zahlreiche kosmetische Produkte unentbehrlich geworden ist. Bisher hat man, nach Angaben verschiedener Kosmetikfirmen, nicht weniger als 160 Inhaltsstoffe entdeckt, die neben kosmetisch wichtigen Eigenschaften sowohl schmerzlindernd als auch entzündungshemmend, immunstärkend, entgiftend und aufbauend wirken.

In der Volksmedizin wird Aloeöl zur Unterstützung der Wirkung ätherischer Öle eingesetzt, beispielsweise bei der Behandlung von Sonnenbrandfolgen, Psoriasis, Ekzemen und Hautallergien. Es ist bei trockener, entzündeter und müder Haut ein ideales Basisöl. Zusammen mit Kamillen- und Teebaumöl findet es auch Verwendung im Einsatz gegen Hämorrhoidenbeschwerden.

In der Homöopathie wird der Aloesaft in verdünnter Form (als Potenz) verwendet, vor allem in den Potenzen D2 bis D4. Der hauptsächliche Anwendungsbereich des Mittels, das als sogenanntes »kleines« Mittel mit beschränktem Wirkungskreis eingestuft wird, liegt im Magen-Darm-Bereich. Es wird bei Blähungen, Durchfällen und stark juckenden Hämorrhoiden verordnet.

Anacardium → Ostindische Elefantenlaus.

Apfel (hier **Apfelessig**)

Als ein Naturheilmittel, das in unserer Zeit eine echte Renaissance erlebt, hat der aus Äpfeln auf natürliche Art gewonnene Essig eine mehr als 6000 Jahre währende Tradition. Bereits im alten Ägypten und in China erkannten die Heilkundigen vier Jahrtausende vor dem Beginn unserer Zeitrechnung die vielfache Einsatzmöglichkeit dieses Essigs. Es gibt zahlreiche Arten von Obstessig, aber gerade der aus Äpfeln gewonnene hat eine besondere Heilwirkung.

Die Bestandteile des Ausgangsproduktes, des Apfels, kommen auch dem Apfelessig zugute. Er besitzt einen außergewöhnlichen Vitamingehalt und enthält alle essentiellen Aminosäuren, die zur Bildung körpereigener Proteine beitragen, ohne die Leben nicht möglich wäre. Von den fünfzehn lebenswichtigen Mineralstoffen enthält Apfelessig allein zwölf (Kalium, Kalzium, Magnesium, Natrium, Phosphor, Schwefel, Eisen, Kupfer, Zink, Silizium, Fluor, Chlor). Hinzu kommen Bio-Aktivstoffe wie Flavonoide und Carotinoide (zum Beispiel das bekannte Beta-Carotin), Enzyme, Säuren (Essig-, Milch-, Zitronensäure), Apfelpektin. An die hundert Inhaltsstoffe des Apfelessigs sind inzwischen bei Untersuchungen ermittelt worden.

In der Volksmedizin wendet man Apfelessig bei Hämorrhoidenbeschwerden sowohl innerlich als auch äußerlich an. Für die innerliche Anwendung wird nachfolgende Getränkemischung empfohlen: Geben Sie 2 Teelöffel Apfelessig in ein Glas Wasser und dazu einen Teelöffel Faulbaum- oder Ackerwindentee. Das Getränk sollte zweimal täglich über einen Zeitraum von einer Woche hinweg getrunken werden.

Für die äußerliche Anwendung bei Hömorrhoiden eignet Apfelessig sich bestens bei Waschungen, Abklatschungen und Abreibungen (siehe Seite 102).

Arnika (Arnica montana)

Arnika, auch »Bergwohlverleih« genannt, ist eine Pflanze, die überwiegend in den Bergen wächst. Im Hochschwarzwald, in der Schweiz und den Vogesen gibt es Stellen, an denen die Wiesen im Sommer leuchtend gelborange aussehen, so viel Arnika wächst auf ihnen.

Als Heilpflanze wird sie bereits seit Jahrhunderten geschätzt und in zahlreichen alten Heilbüchern erwähnt. Während unsere Vorväter noch die gesamte Pflanze als Absud entweder tranken oder äußerlich anwendeten, kommen heute nur noch Blüten und Wurzeln in der Pflanzenheilkunde zum Einsatz.

Doch Vorsicht! Arnika ist keine ungefährliche Pflanze. Bei innerlicher Anwendung kann Vergiftungsgefahr drohen, und manche Menschen reagieren auch allergisch auf Arnika. Für die, die sie vertragen, ist sie jedoch ein stark wirkendes Mittel bei Verletzungen aller Art, schlecht heilenden Wunden, Blutergüssen, Quetschungen und hämorrhoidalen Beschwerden.

In der Volksmedizin werden Tees mit Arnika empfohlen, die Sie aber nur nach ärztlicher Anordnung trinken sollten. Zur äußerlichen Anwendung wird Arnikatinktur aus der Apotheke verwendet. Man nimmt im Normalfall etwa 15 bis 20 Tropfen auf eine Tasse Wasser und tränkt damit ein weiches Tuch als Auflage. Es können auch zerquetschte Arnikablätter als Auflage genommen werden, doch hat die Praxis gezeigt, daß man weder Arnikatinktur noch Pflanzenteile auf blutende Hautstellen bringen sollte, um unnötige Hautreaktionen zu vermeiden.

Bärlapp (Lycopodium clavatum)

Bärlapp ist ein Heidekraut und gehört zu den ältesten Pflanzen, die unsere Welt vom Meer her eroberten. Bärlapp wächst nahezu überall in Europa, wo es steinig ist, vor allem aber in gebirgigem Gelände. Bärlapp wird in der traditionellen Heilkunde als ganzes Kraut eingesetzt. Über die Sporen scheiden sich aber die Geister. In den Anfängen der Fotografie wurde das gelbliche Pulver aus den Sporen der Pflanze als Blitzlichtpulver verwendet. In zahlreichen Naturheilkundebüchern wird vor dem Verwenden der Sporen gewarnt, da sie giftig sind. In der Homöopathie wiederum sind es gerade die Sporen, die als Heilmittel eingesetzt werden. Sie sollten Bärlapp allerdings nicht selbst sammeln, denn die Pflanze steht unter Naturschutz!

In der Volksmedizin wird das Bärlappkraut vor allem als Tee gegen Magen- und Darmstörungen oder bei Blasenleiden eingesetzt. Bei Hämorrhoidenproblemen wird Bärlapp als Zusatz mit anderen Kräutern erwähnt.

In der Homöopathie ist Bärlapp unter seinem botanischen Namen Lycopodium als eine kräftige Arznei eingestuft. Das Homöopathiemittel Lycopodium entsteht durch Potenzierung des Pulvers aus den Sporen der Pflanze und wird bis in die höchsten Potenzierungsstufen verarbeitet. Vor allem bei Blähungen und Verstopfungen, aber ebenso bei Rheuma und Gicht findet Lycopodium seine Anwendung und wird von einigen Homöopathen auch als Mittel bei Hämorrhoiden eingesetzt.

Bockshornklee (Trigonella foenum graecum)
Bockshornklee ist ein Schmetterlingsblüter, der im Frühsommer blüht. Die Pflanze wird bis zu einem halben Meter hoch, die Blüten sind gelblichweiß, die Blätter haben ein kleeähnliches Aussehen, und die Fruchthülsen sehen aus wie die Hörner eines Ziegenbocks. Blätter und Fruchthülsen gaben der Pflanze auch ihren volkstümlichen Namen. Beheimatet ist der Bockshornklee in Vorderasien, inzwischen aber im gesamten Mittelmeerraum und bis hin nach Zentralasien als Kulturpflanze zu finden. Vor allem im asiatischen Raum wird Bockshornklee auch als Lebensmittel und Gewürz geschätzt, und die Samen werden bei der Herstellung von Currypulver mitverwendet.

Als Heilpflanze hat der Bockshornklee eine sehr alte Tradition und wurde bereits im antiken Griechenland erwähnt. In neuerer Zeit wurde die Pflanze wissenschaftlich genauer untersucht. Hierbei entdeckte man die Wirkstoffe, die den Bockshornklee für die Heilkunde so wertvoll machen: Neben Kohlenhydraten und Proteinen sind dies vor allem Kupfer sowie verschiedene Enzyme, Vitamine, Mineralstoffe, Flavonoide und ätherische Öle.

In der Volksmedizin wird der Bockshornklee sowohl innerlich als auch äußerlich gegen verschiedene entzündliche Hautkrankheiten angewendet. Bei Hämorrhoidenbeschwerden empfiehlt sich die äußerliche Anwendung als Brei. Um einen Brei herzustellen, werden die Samen zerstoßen und mit heißem Wasser verrührt. Danach abkühlen lassen und kalt auf die Haut auftragen, mit einem weichen Tuch abdecken.

Brechnuß (Nux vomica)

Die Brechnuß ist ein tropischer, immergrüner Baum, der vor allem in Ceylon und Australien zu finden ist. Die Frucht ist orangengroß und hat ein geleeartiges Fruchtfleisch, das einen graufarbigen Samen umgibt. Ist der Samen reif, wird er getrocknet und zur Herstellung von Arzneien verwendet. Sowohl Samen als auch Fruchtfleisch haben einen eigenen, bitteren Geschmack, der durch die enthaltenen Alkaloiden Strychnin und Brucin entsteht.

In der Homöopathie gilt Nux vomica als eines der größten Polychreste und Konstitutionsmittel und wird deshalb in nahezu allen Potenzformen eingesetzt. Die Anwendungspalette reicht von Migräne über Gastritis, Alkohol- und Medikamentenmißbrauch bis hin zu Darmproblemen, Menstruationsbeschwerden und Hämorrhoiden. Es findet vor allem bei Männern Anwendung, die viel sitzen und somit besonders anfällig für Hämorrhoidalprobleme sind.

Als »Polychrest« bezeichnet man in der Homöopathie ein Arzneimittel, das aufgrund der großen Zahl der Symptome häufig verschrieben wird (gr. *poly* = »viel«).

Calendula → Ringelblume.
Capsicum annuum → Paprika.
Chamomilla → Kamille.

Chinarinde (Cinchona succiruba)

Chinarinde stammt vom sogenannten Chinarindenbaum, der ein Rötegewächs ist und seine Heimat in Indien, Sri Lanka, Mittel- und Südamerika hat. Die Rinde der Zweige wird getrocknet und dann zu Pulver, verarbeitet, das in Arzneimitteln oder als Tee Verwendung findet.

In der Volksmedizin wird Chinarinde meist in Teeform als Magen-Darm-Mittel eingesetzt. Als Anwendungsgebiete werden Appetitlosigkeit, Blähungen, Völlegefühl und sonstige Verdauungsbeschwerden angegeben. Schwangere und Menschen mit einer Überempfindlichkeit gegen Chinin und Chinidin sollten keine Chinarinde zu sich nehmen. Es können wegen des Chinins auch vereinzelt Hautallergien und fiebrige Ausschläge auftreten. Bei gleichzeitiger Einnahme von Blutgerinnungsmitteln kann eine Wirkungsverstärkung auftreten. Wenn nicht anders verordnet, sollte der Chinarindentee ein- bis zweimal täglich getrunken werden. Bei Appetitlosigkeit etwa eine halbe Stunde vor der Mahlzeit, bei Verdauungsproblemen nach dem Essen. Eine längere Anwendung von Chinarinde sollte stets mit einem Arzt abgesprochen werden.

In der Homöopathie ist Chinarinde, meist nur als »China« bezeichnet, als Rekonvaleszenzmittel nach Infektionen und schweren Erkrankungen sehr beliebt, weil es den Flüssigkeitsverlust (Blut, Schweiß etc.) ausgleichen kann. Die potenzierte Rinde wird auch bei Kopfschmerz, Blähungen, Durchfall, Milzproblemen und Gallenblasenbeschwerden sowie bei bereits blutenden Hämorrhoiden (Stadium 3 und 4, siehe Seite 20) eingesetzt.

Cinchona succiruba → Chinarinde.

Eiche (Quercus robur)
Vom Eichenbaum wird in der Naturheilkunde vor allem die Rinde als Heilmittel genutzt. Es ist die adstringierende (zusammenziehende) Wirkung der Gerbstoffe (unter anderem Catechine und Tannine) in der Rinde, die zu Heilzwecken sowohl innerlich als auch äußerlich Anwendung finden.

In der Volksmedizin wird die Eichenrinde innerlich gegen Magen- und Darmblutungen, Durchfälle und Hämorrhoiden, äußerlich gegen Krampfadern, Fußschweiß, Frostschäden, Analfissuren und ebenfalls gegen Hämorrhoidenbeschwerden eingesetzt. Bei der innerlichen Anwendung wird Eichenrinde als Abkochung und Tee getrunken. Es gibt auch fertige Extrakte,

112

die einfach in Wasser gelöst werden können, doch diese sollte man nur nach Absprache mit einem Arzt verwenden.

Für eine Abkochung nehmen Sie 2 Eßlöffel Eichenrinde und kochen diese mit 3 Tassen Wasser auf, das Ganze 5 Minuten ziehen lassen und abseihen. Mehrmals täglich mit der warmen Abkochung gurgeln.

Für die Teezubereitung nehmen Sie einen halben Teelöffel voll pulverisierte Rinde mit einer Tasse Wasser, kurz aufkochen und 5 Minuten ziehen lassen, dann abseihen und ungesüßt trinken.

Zur äußerlichen Anwendung setzen Sie 500 Gramm Eichenrinde mit 3 bis 4 Litern Wasser auf, kochen alles etwa rund 15 Minuten lang und verwenden den Absud als Badezusatz, oder Sie bereiten sich eine Abkochung und tränken damit ein Leinentuch als Umschlag.

Faulbaum (Rhamnus frangula)

Der Faulbaum zählt zur Familie der Kreuzdorngewächse und kommt in Europa, aber auch in Teilen Asiens und in Nordamerika vor. Er blüht von Mai bis Juni, da aber hauptsächlich die Rinde und die noch unreifen Früchte für Heilzwecke verwendet werden, sind die Sammelzeiten hierfür Frühjahr und Herbst.

Die medizinischen Anwendungsbereiche sind Verstopfung, Analfissuren und Hämorrhoiden. Die abführende Wirkung der Faulbaumrinde ist seit Jahrhunderten bekannt, doch ist dies eines der Naturheilmittel, das nicht unbedenklich über einen längeren Zeitraum eingesetzt werden sollte. Wissenschaftliche Untersuchungen haben ergeben, daß vor allem frische Rinde, die weniger als ein Jahr gelagert ist, zu Koliken und Blutstürzen führen

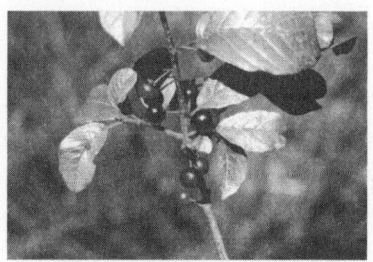

Faulbaum (Rhamnus frangula)

113

kann. Grund hierfür sind toxische Inhaltsstoffe, die sich erst durch die Lagerung und Austrocknung langsam abbauen. Deshalb sollte Faulbaumrinde bei Kindern und Schwangeren nicht und bei Erwachsenen nur nach Absprache mit einem Arzt eingesetzt werden.

In der Volksmedizin wird Faulbaumrinde als Kaltauszug, Abkochung, Aufguß oder Fluidextrakt innerlich eingesetzt.

Kaltauszug: 1 Teelöffel fein zerstoßener Rinde wird in eine Tasse mit Wasser gegeben. Über Tag (rund 12 Stunden) ziehen lassen und am Abend trinken.

Abkochung: 1 Teelöffel Rinde in einen Topf geben und mit der Wassermenge einer Tasse aufkochen, möglichst warm trinken.

Aufguß: 1 Teelöffel Rinde in eine Tasse geben und mit kochendem Wasser überbrühen, etwa 5 Minuten ziehen lassen, dann trinken.

Fluidextrakt: Dieser sollte nur nach ärztlicher Anweisung laut Packungsbeschreibung zubereitet werden.

Hagebutte → Wildrose.
Hamamelis → Zaubernuß, virginische.

Ignatiusbohne (Ignatia amara)
So wird ein tropisches Holzgewächs genannt, das hauptsächlich auf den Philippinen vorkommt. Der reife Samen wird getrocknet und dann zu Arzneien verarbeitet, die vor allem in der Homöopathie Anwendung finden.

In der Homöopathie wird Ignatia in verschiedenen Potenzen sowohl als eine Art Schmerzmittel bei Krämpfen, Nerven- und Rückenmarksschmerzen, aber auch als Stimulans bei Kummer, Sorgen und Stimmungsschwankungen eingesetzt. Weitere Anwendungsbereiche sind Magen- und Darmbeschwerden, Menstruationsbeschwerden und Hämorrhoiden, vor allem wenn diese Krankheitsbilder mit Nervosität und nervlicher Anspannung einhergehen.

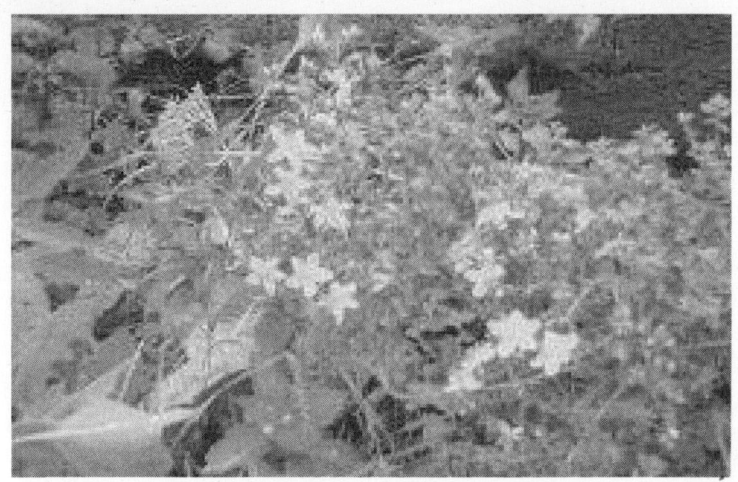

Johanniskraut (Hypericum perforatum)

Johanniskraut (Hypericum perforatum)
Johanniskraut, auch »Hexenkraut« genannt, wächst als gelb-
blühende Pflanze in Europa, Mittelasien und Nordafrika und
ist in der Naturheilkunde, aber auch in der Mythologie bekannt. Zu medizinischen Zwecken werden Früchte und Blätter
verwendet, aber auch ein speziell hergestelltes Öl. Für die Zubereitung dieses Öles werden etwa 300 Gramm des blühenden
Krautes in einen Liter guten Trägeröls eingelegt und etwa zwei
Monate in die Sonne gestellt. Das Öl entzieht während dieser
Zeit Kraut und Blüten die heilenden Wirkstoffe und färbt sich
rubinrot.

In der Volksmedizin wird bei Hämorrhoidenbeschwerden
heutzutage vor allem das Öl der Pflanze äußerlich angewendet.
Es hat sich auch vorzüglich bei der Behandlung von Wunden,
Verbrennungen, Sonnenbrand, Hautgeschwüren, Nervenschmerzen, Hexenschuß und Ischias bewährt. Je nachdem, für welche
Anwendung Sie es verwenden wollen, können Sie die passenden
ätherischen Öle zufügen und so die Heilkraft verstärken. Für

pflegende Hautöle können Sie es im Verhältnis 1:1 mit Jojoba-, Teebaum- und/oder Aloeöl mischen.

Eine weitere Form der äußerlichen Anwendung bietet das gesamte Kraut und seine Blüten als Brei, dem etwas Jojoba-, Teebaum- oder Aloeöl beigemischt wird. Auf ein Leinentuch gegeben, können Auflagen oder Umschläge gemacht werden. Außerdem eignet sich das Kraut auch als Zusatz bei Badekräutermischungen. Bei Hämorrhoiden ist von einer innerlichen Anwendung abzuraten.

Kamille (Chamomilla)

Kamille ist inzwischen zu einem der beliebtesten Volksheilmittel schlechthin avanciert, und nahezu jeder Mensch in unseren Breitengraden hat im Verlauf seines Lebens mindestens einmal eins der zahlreichen Produkte aus der Pflanze angewandt. Die echte Kamille gehört zur Familie der Korbblütler und hat aus Asien, Süd- und Osteuropa als Kulturpflanze auch den Weg zu uns gefunden. Sie blüht von Mai bis September, und bis in den August hinein werden die Blüten, aber auch die ganze Pflanze gesammelt. Kamillenblüten und die aus ihnen gewonnenen Extrakte sind inzwischen in zahlreichen Fertigarzneien enthalten und auch unverzichtbar in der Kosmetikindustrie geworden.

In der Volksmedizin werden vor allem die schmerzlindernden, desinfizierenden, krampfstillenden, hautpflegenden und entzündungshemmenden Wirkungen der Kamillenblüte und des aus ihnen durch Wasserdampfdestillation gewonnenen Kamillenöls geschätzt. Man wendet die Kamille sowohl innerlich als auch äußerlich an. Die bekannteste und gebräuchlichste innerliche Anwendungsform ist der Kamillentee, den es inzwischen in jedem Supermarkt auch als Teebeutel gibt. Bei Erkrankungen der Scheimhaut, Erkältungen, Fieberzuständen sowie Magen- und Darmproblemen sowie Koliken wird Kamillentee, drei- bis viermal täglich eine Tasse, empfohlen. Bei Erkältungskrankheiten, Stirnhöhlenbeschwerden und Kopfweh hilft eine

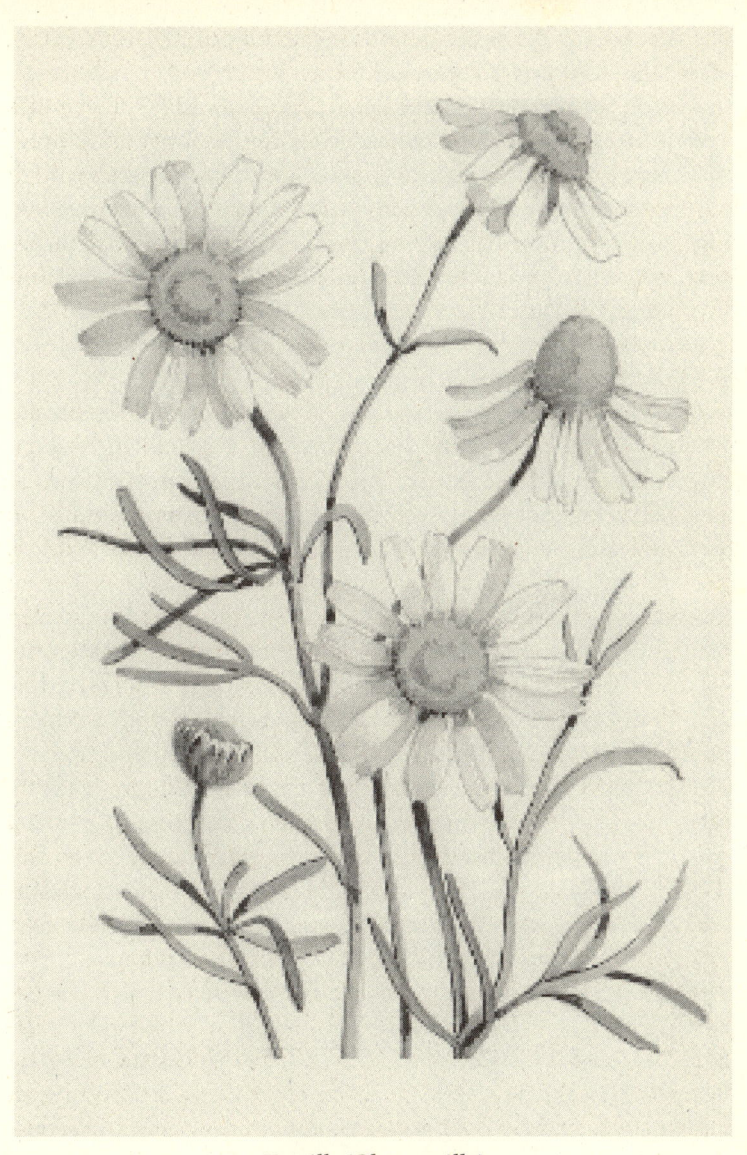

Kamille (Chamomilla)

Inhalation mit Kamillentee oder einem Kamillenabsud. Bei Mund-höhlen- und Zahnfleischbeschwerden wird ein Gurgeln mit frisch bereitetem Tee mehrmals täglich empfohlen.

Bei Hämorrhoidenbeschwerden und anderen Erkrankungen im Anal- und Genitalbereich wird Kamille in beiden Anwendungsformen eingesetzt, innerlich als Teezusatz, äußerlich als Badezusatz und für Auflagen. Das Kamillenöl kann zusammen mit anderen Ölen wie etwa Teebaum-, Jojoba- und Aloeöl als Badezusatz und zum Einreiben verwendet werden.

In der Homöopathie wird die gesamte blühende Pflanze verarbeitet und hauptsächlich in den Potenzen D2 bis D6, aber auch in D30 und höher eingesetzt. Es wird homöopathisch als »Kinder und Frauenmittel« eingestuft und speziell bei Säuglingsbeschwerden verordnet. Vor allem bei nervösen Schmerzen, bei Zahn- und Ohrenweh, Bauchschmerzen und Krämpfen ist Chamomilla ein gutes Therapeutikum für Kinder.

Knoblauch (Allium sativum)

Knoblauch ist eine Pflanze aus der Familie der Liliengewächse, Liliaceae, ebenso wie Lauch und Zwiebel. Verwandt ist Knoblauch mit den Brassicaceae, zu denen zum Beispiel auch Meerrettich, Senf, Radieschen oder die Brunnenkresse gehören. Als Heimat gelten die Steppen Innerasiens und die Wüsten des heutigen Sibiriens. Kaum ein anderes Heilmittel kann so eine breite Anwendungspalette wie Knoblauch vorweisen.

Die Geschichte dieses speziellen Liliengewächses umfaßt eine Zeitspanne von mehr als 6000 Jahren. Zuerst fand die heilende Knolle ihren Weg nach Asien. Die mehr als 5000 Jahre alte Ayurverda-Heilkunst empfahl bereits Heilmittel auf Knoblauchbasis, die besonders bei Magen- und Halsproblemen, aber auch bei schwerwiegendsten Erkrankungen eingesetzt wurden. Bereits zwei Jahrtausende vor Beginn unserer Zeitrechnung widmeten sich die chinesischen Heilkundigen der Pflanze und entwickelten daraus Arzneien gegen zahlreiche Beschwerden.

Nomadenstämme brachten die Knollen über Kleinasien nach Ägypten. Dort erlebte der Knoblauch einen Aufstieg bis hin zur Gottheit, ja zur Darstellung des gesamten Kosmos. Hierbei repräsentierten die Zehen in ihrer Gesamtheit das Sonnensystem, während die verschiedenen Häute die unterschiedlichen Stadien zwischen Leben und Tod, Himmel und Hölle nach der ägyptischen Denkensweise symbolisierten. Wer Knoblauch verzehrte, ging die Einheit zwischen Erde und Universum ein. Die Fama berichtet, daß zur täglichen Essensration der Arbeiter an den Pyramiden zwei Knoblauchzehen gehörten. Dies sollte sie vor Krankheiten aller Art schützen. Als dann diese tägliche Ration ausblieb, kam es zum Streik der Arbeiter. Später dann, im antiken Griechenland, widmete sich auch Hippokrates, Urvater der ärztlichen Kunst, dem Knoblauch, den er für eine gute Medizin zur Bekämpfung zahlreicher Gesundheitsprobleme ansah. So empfahl er Knoblauch zur Behandlung von Darmerkrankungen, Infektionen, Geschwüren und bei Wunden, aber auch bei Gelbsucht, Aussatz und Epilepsie. Im weiteren Verlauf seiner Geschichte wurde Knoblauch bald unverzichtbar als Gewürz in der Küche und als Heilmittel in der Volksmedizin.

Wurden ihm noch vor einigen Jahrzehnten auch unerwünschte Nebenwirkungen nachgesagt, etwa er könne der Kropfbildung Vorschub leisten, konnte die Wissenschaft diese Befürchtungen inzwischen völlig zerstreuen. Vor allem die Wirkungen bei Erkrankungen von Herz und Gefäßen sind unbestritten und durch die Forschung bewiesen. Frau Professor Dr. Hilke Winterhoff, die eine führende Rolle in der Grundlagenforschung der Pflanzentherapie spielt, hat sich ebenfalls an der Knoblauch-Forschung beteiligt. Am Institut für Pharmakologie und Toxikologie hat sie Knoblauch auf seine Nebenwirkungen erforscht und konnte alle diesbezüglichen Bedenken zerstreuen. Als einzige bekannte Begleiterscheinungen können bei zu großem Verzehr leichte Magenreizungen auftreten, doch dies oder Ähnliches trifft auf alles zu, von dem wir zuviel zu uns nehmen.

Eine Knoblauchzehe enthält praktisch kaum Kalorien, aber mehr als 200 Vitamine, Aminosäuren, Mineralien und Enzyme. Hinzu kommen Nährsubstanzen wie Kalium, Kalzium, Magnesium, Zink und Eisen, aber auch die Vitamine A, B und C. Dies alles sind Stoffe, die der menschliche Körper benötigt, um vital und gesund zu bleiben. Weiterhin enthält Knoblauch Allizin, einen Bakterienbekämpfer erster Güte, und Selen, den Antikrebswirkstoff. Diese und die anderen Bestandteile machen aus einer einfachen gesunden Pflanze ein hochwirksames Heilmittel. Wie neue Untersuchungen an österreichischen Universitäten, zu Beginn des Jahres 1997 propagiert, deutlich gezeigt haben, bietet sich mit Knoblauch die Basis, bestimmte Krebsarten wirksam zu bekämpfen. Das nationale Krebsinstitut der USA hat inzwischen mehr als 20 Millionen US-Dollar in diesen Forschungsbereich gesteckt, und es werden in den kommenden Jahren mit Sicherheit einige überraschende Ergebnisse zu erwarten sein.

Wovon wir bereits heute aufgrund gesicherter Erkenntnisse ausgehen können, ist, daß Knoblauch den Blutdruck senkt, Cholesterin reduziert, Blutgerinnseln vorbeugen kann und die Arterien erweitert und somit das Risiko eines Infarktes wesentlich verringert. Knoblauch ist somit eines der besten Naturheilmittel, das der Mensch einsetzen kann – weswegen ihm hier auch verhältnismäßig viel Raum gewidmet wird –, und eignet sich bei Hämorrhoidenbeschwerden vor allem als unterstützendes und vorbeugendes Mittel.

In der Volksmedizin wird die Knoblauchknolle hauptsächlich innerlich angewendet. Hierbei wird der Preßsaft empfohlen und die rohe, unbehandelte Knoblauchzehe, inzwischen gibt es aber auch Ampullen mit Knoblauchsaft. Vor allem bei infektiösen Erkrankungen der Atmungsorgane, Grippe, Bluthochdruck, Arteriosklerose und Darminfektionen findet Knoblauch seine Anwendung. Bei Hämorrhoidenproblemen wird vor allem der lösenden und blutdrucksenkenden Wirkung vertraut und Knoblauch als unterstützendes Mittel zu anderen Therapeutika verordnet. In den vergangenen Jahren fand auch das durch Wasserdampfdestillation gewonnene Knoblauchöl immer mehr Anhänger.

Lavendel (Lavandula officinalis)
Der echte Lavendel ist eine Pflanze, die nur etwa fünf bis sieben blühende Rispen trägt und weit verstreut in Höhen von 800 bis 1500 Metern wächst. Die größten zusammenhängenden Lavendelfelder »riecht« und sieht man heutzutage in Südfrankreich. Der wohltuende Lavendelduft legt sich vor allem im Sommer über ganze Landstriche.

Während man die Blätter und Blüten der Pflanze bereits seit Jahrhunderten in der Naturheilkunde als krampflösendes und beruhigendes Mittel einsetzt, wurde die heilende Wirkung des Lavendelöls erst gegen Ende der dreißiger Jahre unseres Jahrhunderts von dem französischen Chemiker René Maurice Gattefossé entdeckt, der seinen Lebensunterhalt in einem kosmetischen Betrieb verdiente und dabei die Beobachtung machte, daß sich bestimmte Aromaöle zur Heilung von Hautkrankheiten einsetzen lassen. Diese Erkenntnis verdankte er eigentlich einem Arbeitsunfall: Er soll sich bei seiner Arbeit in Labor einmal die Hand arg verbrannt haben. Vor Schreck und als Folge eines Schocks hat er dann die lädierte Hand schnell in den nächstbesten Behälter mit Flüssigkeit gesteckt. Es war ein Glas mit Lavendelöl. Zu seiner eigenen Überraschung konnte er bereits nach relativ kurzer Zeit feststellen, daß die Wunde rasch zu heilen begann und unverhältnismäßig wenig schmerzte. Dies gilt als der Auslöser für den Erfolgsweg des Lavendelöls.

In der Volksmedizin werden Lavendelblätter und -blüten heutzutage hauptsächlich als Badezusatz, innerlich als Tee oder als Absud eingesetzt. Das Lavendelöl ist vor allem wegen seiner antiseptischen, beruhigenden, blähungs-, harntreibenden und krampflösenden Inhaltsstoffe beliebt. Es wird bei Asthma, Erschöpfungszuständen, Herzbeschwerden, Husten, Kreislaufschwäche, Migräne, Nervosität, Nervenschwäche, Neuralgien, Schlaflosigkeit und Hämorrhoidenbeschwerden verordnet. Eine Mischung zu gleichen Teilen mit Wildrosen- und Teebaumöl hat sich vor allem bei leicht blutenden Hämorrhoiden als rasch blutstillendes und antiseptisches Heilmittel bewährt. Träufeln Sie einige Tropfen der Mischung auf ein sauberes, weiches Tuch, und klemmen Sie dies dann zwischen die Pobacken an die wunden oder blutenden Stellen. Der Schmerz wird sofort nachlassen.

Löwenzahn (Taraxum officinale)

Löwenzahn muß man als Pflanze wahrscheinlich nicht groß beschreiben, denn wir kennen sie wohl alle von den Wiesen und Feldern und haben mit Sicherheit als Kinder den »Samenfallschirmen« nachgeschaut, die vom ersten leichten Herbstwind weit davongetragen wurden.

In der Heilkunde werden dem Löwenzahn besonders blutreinigende und drüsenanregende Wirkungen nachgesagt. So ist es nicht weiter verwunderlich, daß sowohl Tee als auch Salat aus der Pflanze ein häufiger Bestandteil von Blutreinigungskuren ist.

In der Volksmedizin wird Löwenzahn bei Hämorrhoidalproblemen in alten Büchern als Saft für eine mehrtägige Trinkkur empfohlen. Grund hierfür wird seine blutreinigende Wirkung sein, doch meines Erachtens eignet sich Löwenzahn bestenfalls als unterstützendes Mittel für andere Therapieformen.

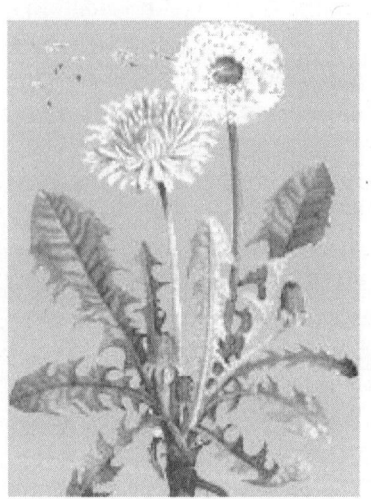

Löwenzahn (Taraxum officinale)

122

Lycopodium clavatum → Bärlapp.

Maiapfel (Podophyllum peltatum)
Der Maiapfel ist ein Berberitzengewächs, das man in Nordamerika findet. Die Wurzeln und das in ihnen enthaltene Harz werden zu Arzneimitteln verarbeitet.

In der Volksmedizin nimmt man das Podophyllumharz oder eine Suspension des Harzes in einer alkoholischen Lösung zur Beseitigung von Geschwülsten (unter anderem von Warzen).

In der Homöopathie wird die Wurzel zu einem »Podophyllum« genannten Arzneimittel verarbeitet, das vor allem in den Potenzen D3 bis D6 eingesetzt wird. Es ist als sogenanntes kleines Mittel (bei wenigen Symptomen geeignet) eingestuft. Podophyllum wirkt vor allem auf den Verdauungstrakt und wird bei Beschwerden an Magen, Darm, Leber, Galle und After eingesetzt, auch bei Hämorrhoidenleiden.

Mistel (Viscum album)
Die Mistel ist nicht erst seit den Zeiten von Asterix und Obelix als überaus mystische Pflanze mit großer Wunder- und Heilwirkung bekannt. Die Pflanze ist ein immergrüner Halbparasit, der sich auf den Zweigen von Laub- und Nadelbäumen strauchartig ausbreitet. Die Mistel ist der einzige bei uns heimische Vertreter einer vor allem in den Tropen und in Südostasien verbreiteten Pflanzenfamilie.

Für die Naturheilkunde werden die auf Laubholz wachsenden weißbeerigen Arten gesammelt. Bei oraler Anwendung sind keine Nebenwirkungen bekannt. Bei injektionsbedingten Überdosierungen kann es allerdings zu hohem Fieber, Schüttelfrost, niedrigem Blutdruck und Kopfschmerzen kommen, deshalb sollten Arzneien mit Mistelinhalt, die gespritzt werden müssen, nur unter ärztlicher Aufsicht eingesetzt werden.

In der Volksmedizin wird Mistelkraut vor allem gegen Arterienverkalkung und Bluthochdruck eingesetzt und eignet sich so als unterstützendes Heilmittel bei Hämorrhoidenbeschwerden, da es dem Blutstau in den Hämorrhoidalpolstern entgegenwirkt.

Innerlich wird Mistelkraut als Kaltauszug angewendet. Hierzu gibt man 1 Teelöffel davon in eine Tasse Wasser und läßt alles 10 bis 12 Stunden lang ziehen. Täglich 3 Tassen dieses Auszuges werden als Kurmaßnahme empfohlen.

Nux vomica → Brechnuß.

Odermennig (Agrimonia eupatoria)
Odermennig ist eine mehrjährige Pflanze, die in Wiesen, Heidelandschaften, an Hecken und in Gebüschen vorkommt und auch Kalk- und Lehmböden im Voralpengebiet liebt. Odermennig kann bis zu einem Meter hoch werden und blüht den ganzen Sommer über.

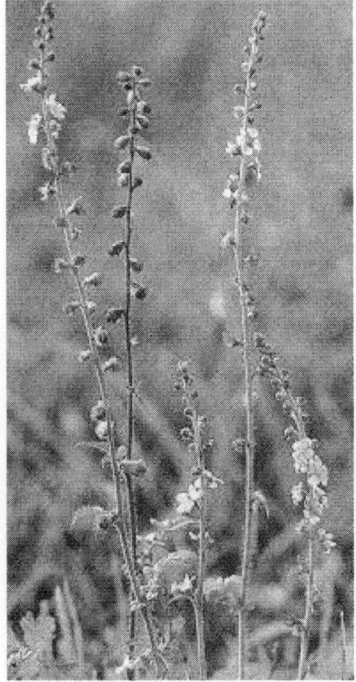

Odermennig (Agrimonia eupatoria)

In der Heilkunde wird die gesamte Pflanze verwendet, der man nachsagt, daß sie verdauungsfördernd ist, gegen Leber- und Gallenleiden wirkt und Krampfadern, Geschwüre und Hämorrhoidalbeschwerden bekämpfen kann.

In der Volksmedizin wird der Odermennig als Aufguß oder Abkochung verarbeitet. Den Aufguß bereiten Sie zu, indem Sie 1 Teelöffel getrockneten Odermennig in eine Tasse geben und mit kochen-

124

dem Wasser übergießen. Bei der Abkochung geben Sie 2 Teelöffel Odermennig in einen Topf und kochen ihn mit 1/4 Liter Wasser auf, dann 4 bis 5 Minuten lang ziehen lassen.

Ostindische Elefantenlaus (Anacardium)
Dieses Sumachgewächs mit dem irreführenden Namen wächst vor allem im südasiatischen Raum. Die reifen Früchte werden zur Herstellung homöopathischer Arzneien verwendet.

In der Homöopathie gilt Anacardium als ein Magen-Darm-Mittel, das vor allem bei Geschwüren im Bereich des Zwölffingerdarms eingesetzt wird, aber auch Erfolge bei Stuhlproblemen und Hämorrhoidenbeschwerden zeigt. Ob und wie Anacadium bei Hämorrhoiden eingesetzt wird, muß aber stets ein Homöopath entscheiden.

Paprika (Capsicum annuum)
Paprika, auch »spanischer Pfeffer« genannt, wird in der Küche als Gemüse, Salat und Gewürz hochgeschätzt, ist aber auch seit Jahrhunderten als Heilmittel bekannt. Die Pflanze zählt zur Familie der Nachtschattengewächse und kann bis zu 50 Zentimeter hoch werden. Paprika ist vor allem im tropischen Amerika beheimatet.

In der Volksmedizin wurde Paprika früher hauptsächlich als Rohkost oder Salat empfohlen. Heute gibt es Arzneien, die Teile der Früchte oder Auszüge daraus enthalten. Sie kommen bei Vitaminmangel, Appetitlosigkeit und rheumatischen Beschwerden zum Einsatz.

In der Homöopathie werden die reifen, getrockneten Früchte zu Arzneien verarbeitet, die vor allem in den Potenzen D3 bis D6 bei Gesundheitsproblemen der Haut und der Schleimhaut eingesetzt werden. Auch bei Hämorrhoiden hat sich Capsicum bereits bestens bewährt.

Podophyllum → Maiapfel.

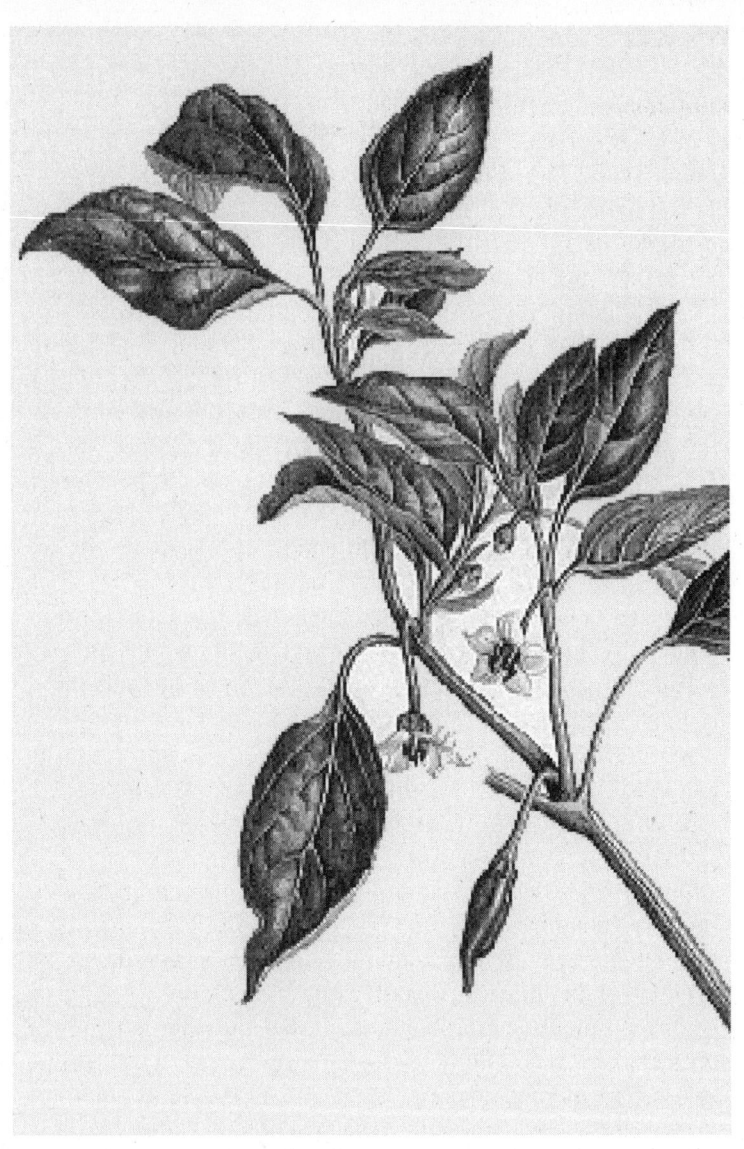

Paprika (Capsicum annuum)

Pulsatilla → Wiesenküchenschelle.

Ringelblume (Calendula officinalis)
Die Ringelblume ist eine in Mittel- und Südeuropa beheimatete und weitverbreitete Pflanze aus der Familie der Korbblütler, deren orangerote Blüten uns im Sommer aus zahlreichen Gärten anstrahlen. Sie wird bis zu einem halben Meter hoch und verbreitet oft einen unangenehm harzigen Geruch.

Als Heilpflanze ist sie bereits seit Jahrhunderten bekannt. Hauptgrund hierfür ist die gute Wundheilwirkung der Salbe, die unter Einbeziehung der Blüten hergestellt wird. Ringelblumensalbe fehlte früher in keiner ländlichen Hausapotheke, heute ist auch das Calendulaöl weit verbreitet. Die Blüten der Pflanze werden dazu mehrere Wochen in einem fetten Öl – meist Olivenöl – in geschlossenen Glasbehältern der Sonne ausgesetzt. Das nennt man »Mazeration«. Es sind neben dem ätherischen Öl vor allem die Bitterstoffe und Saponine der Ringelblumenblüten, deren Heilwirkungen geschätzt werden.

In der Volksmedizin wird die Ringelblume außer bei Problemen der Mund- und Rachenschleimhaut hauptsächlich äußerlich eingesetzt. Das Anwendungsgebiet erstreckt sich von Blutergüssen und Ekzemen über Geschwüre, Hautleiden, Quetschungen, offene Wunden und Zerrungen bis hin zu Analfisteln und Hämorrhoiden. Zwar werden in alten Heilbüchern noch Verfahren zur Herstellung von Ringelblumensalbe aufgeführt, doch in der heutigen Zeit ist es wesentlich bequemer und sinnvoller, sich eine der zahlreichen auf dem Markt befindlichen Salben zu kaufen und an der entsprechenden Hautstelle einzusetzen.

Das Calendulaöl wirkt wundheilend, durchblutungsfördernd, entzündungshemmend und regt die Gewebebildung an. In der kosmetischen Anwendung wird das Öl bei trockener Altershaut sowie in Sonnenschutzmitteln, Babyölen und Hautschutzcremes eingesetzt. Bei Problemen am After kann Calendulaöl sowohl als Badezusatz verwendet oder direkt an wunden Stellen

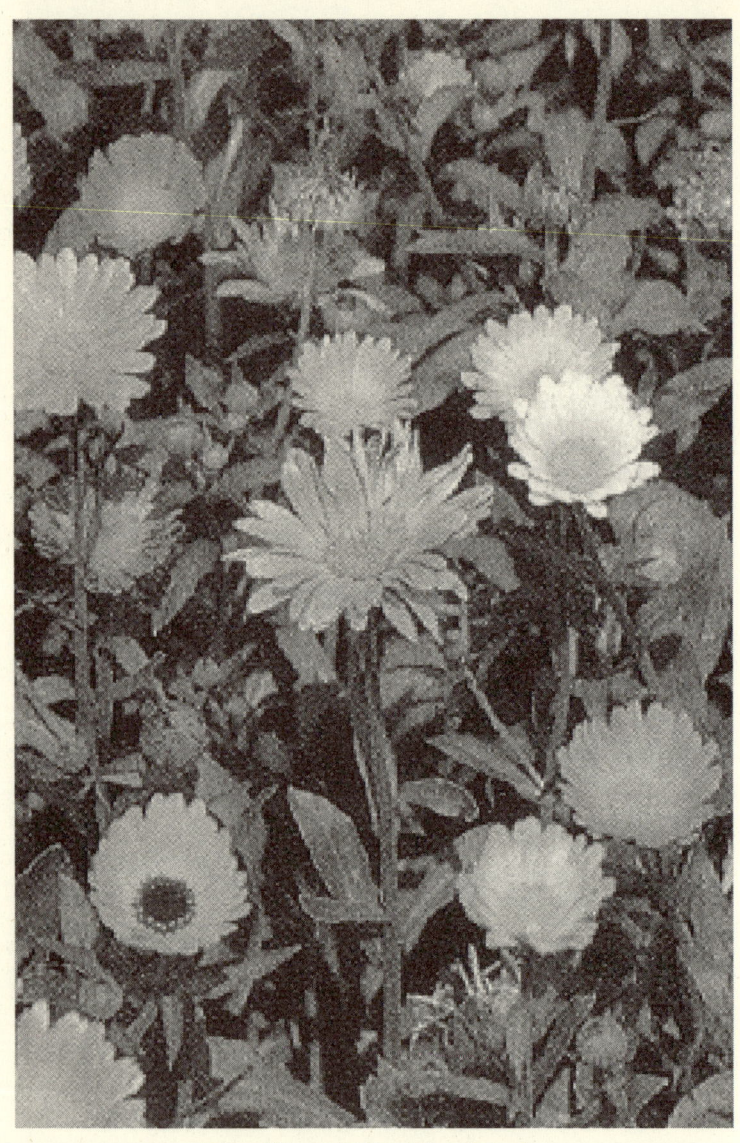

Ringelblume (Calendula officinalis)

aufgetragen werden. Im gemeinsamen Einsatz mit ätherischen Ölen wie Teebaum-, Jojoba- und Aloeöl hat Calendulaöl sich im praktischen Einsatz gegen Hämorrhoidenbeschwerden bereits bestens bewährt.

In der Homöopathie wird das ganze blühende Kraut zum Arzneimittel verarbeitet. Vor allem bei Haut- und Schleimhautverletzungen sowie offenen Beinen und Wundliegen greifen geübte Homöopathen oft zu Calendula. Wunde Hautstellen und Schürfwunden können mit einer Calendulasalbe oder -tinktur behandelt werden und heilen so rasch ab.

Roßkastanie (Aesculus hippocastanum)

Die Roßkastanie ist eines der wichtigsten natürlichen Venenheilmittel, das wir kennen. Der Kastanienbaum, dessen Samen zu Arzneien verarbeitet werden, hat seine Heimat in den Balkanländern, in Kleinasien und im Kaukasus. Über den Norden Griechenlands gelangte er erst in der zweiten Hälfte des 16. Jahrhunderts nach Mitteleuropa und wurde bald eines der beliebtesten Baumgewächse.

Neben Holz für den Bau und als Heizstoff liefert der Roßkastanienbaum durch seine Rinde, Samen und Blätter einen gewichtigen Anteil an der Tiermast, zur Wildfütterung, als Stärkelieferant und als Heilmittel. Noch zu Beginn des 20. Jahrhunderts wurden die Kastanien, ebenso wie Eicheln, als Kaffee-Ersatz genommen, und aus dem Mehl der Kastanien wurden Leim und Waschmittel hergestellt.

In der Volksmedizin erkannte man bald, daß die Roßkastanie mit Blättern, Rinde und Samen sich hervorragend als einfaches Heilmittel bei Blutdruckproblemen, Venenleiden, Krampfadern, Ödemen, Wadenkrämpfen und Hämorrhoiden einsetzen läßt. Ein französischer Arzt berichtete um 1896 bereits über den erfolgreichen Einsatz einer Tinktur gegen Hämorrhoidenbeschwerden, die er aus Aesculussamen gewonnen hatte.

In der Homöopathie wird der frisch geschälte Samen zur Arz-

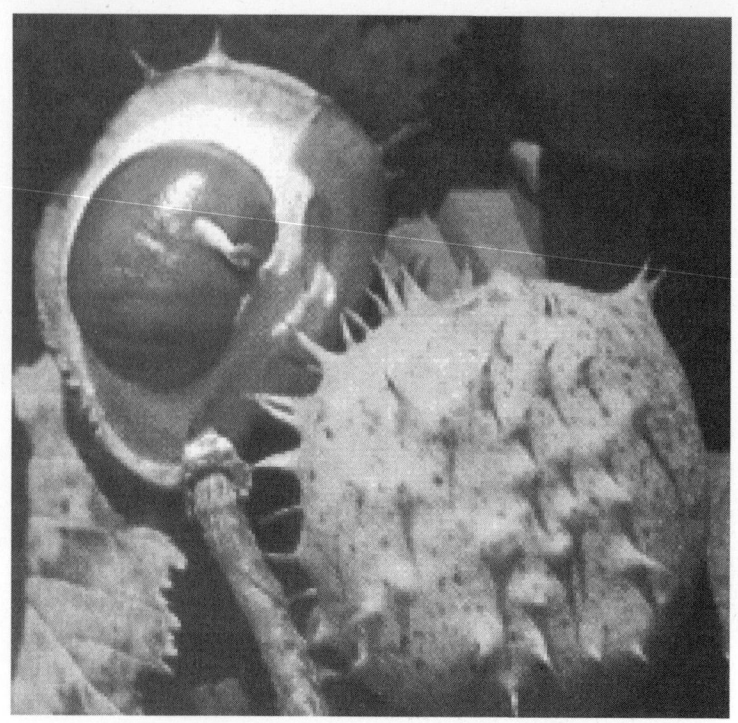

Roßkastanie (Aesculus hippocastanum)

nei verarbeitet und meist in den Potenzen D2 bis D6 verwendet. Auch in der Homöopathie wird die zuverlässige Wirkungsweise innerhalb des venösen Bereiches geschätzt. Vor allem bei Krampf-adern, Venenentzündungen, Hämorrhoiden und Problemen durch venösen Stau in der Beckengegend wird Aesculus gern verord-net, sollte aber nur nach Rücksprache mit einem Arzt oder Heil-praktiker eingesetzt werden.

Schafgarbe (Achillea millefolium)
Schafgarbe ist eine Pflanze, die an Wegrändern und Wiesen na-hezu überall wächst und den gesamten Sommer über blüht.

Sie gehört zu den »klassischen Heilpflanzen«, die bei Problemen der Verdauungsorgane in der Naturheilkunde ihren festen Platz hat. Es werden nicht nur die Blüten, sondern das gesamte blühende Kraut gesammelt, um dann zu Arzneien verarbeitet zu werden. Als Wirkstoffe werden neben dem ätherischen Öl vor allem die Gerbstoffe, Flavone, Eukalypsol, Bitterstoffe und antibiotischen Substanzen geschätzt.

In der Volksmedizin ist sowohl die innerliche als auch die äußerliche Anwendung der Schafgarbe als Aufguß sehr beliebt, man kennt aber ebenso das Einnehmen von Preßsaft.

Für den Aufguß zur innerlichen Anwendung nehmen Sie 1 Teelöffel Schafgarbe und gießen 1/4 Liter kochendes Wasser darüber, für die äußerliche Anwendung die doppelte Menge Schafgarbe nehmen. Dann etwa 5 Minuten ziehen lassen und anwenden.

Sie sollten Schafgarbenprodukte allerdings nicht über einen längeren Zeitraum innerlich anwenden, denn es besteht das Risiko einer Vergiftung! Deshalb sollte vor dem Einsatz von Schafgarbe zuerst mit einem Arzt oder Heilpraktiker Rücksprache genommen werden.

Sennes oder Senna (Cassia senna)

Sennes ist ein bis zu 60 Zentimeter hoch werdender Strauch, der seine Herkunft in Ägypten und Indien hat. Für die Naturheilkunde werden die Blätter und Schoten gesammelt, die von alters her als recht gut wirkendes Abführmittel bekannt sind. Die abführende Wirkung beruht auf der Fähigkeit der Wirkstoffe, die Resorption von Elektrolyten wie zum Beispiel Kalium und Wasser aus dem Dickdarm zu hemmen. So erhöht sich das Volumen des Darminhaltes und regt die Darmmotorik auf natürliche Art an. Die Konsistenz des Stuhles wird wesentlich weicher und erleichtert so die Stuhlentleerung.

Der Nachteil dieser Wirkungsweise zeigt sich aber bei längerer Anwendung und steigender Dosierung: Dem Körper gehen

Elektrolyte verloren und es kann zu Mangelerscheinungen und Koliken kommen. Sennes sollten Sie deshalb nicht länger als maximal zwei Wochen und nach Rücksprache mit einem Arzt anwenden. Bei Schwangeren und Kindern sollten Sennes-Heilmittel nur nach ärztlicher Anweisung verabreicht werden.

In der Volksmedizin kommt Sennes entweder als Tee oder Kaltauszug bei Verdauungsproblemen, Völlegefühl, Stuhlbeschwerden und Hämorrhoiden zum Einsatz. Sie können sich einen Kaltauszug leicht selbst herstellen, indem Sie 2 Teelöffel feingeschnittene oder -gehackte Sennesblätter mit einer Tasse kaltem Wasser ansetzen und 2 bis 3 Stunden stehen lassen. Für die Teezubereitung gibt man 2 Teelöffel feingeschnittener Sennesfrüchte in eine Tasse und übergießt sie mit heißem Wasser. Rund 5 Minuten ziehen lassen, dann abseihen und warm trinken.

Teebaum (Melaleuca alternifolia)

Dieser Baum ist in Australien beheimatet, und in seinen Blättern speichert er ein Öl, das zu einem der wertvollsten Heilmittel zählt, das der Mensch bis heute entdeckt hat. Bereits vor mehr als 50 000 Jahren hatten die *aboriginal women* – so nannten die Briten später die weiblichen Ureinwohner Australiens – mit dem Teebaumöl eine umfassende Hausapotheke entdeckt, mit der sie den Großteil ihrer Krankheiten und die Verwundungen ihrer Männer behandelten. Es dauerte dann aber bis ins späte 18. Jahrhundert hinein, ehe auch der »weiße Mann« den ersten Kontakt mit den wildwachsenden Bäumen schließen konnte, deren Blätter das Aromaöl beinhalten. Die erste Niederschrift über »Tea-Trees« finden wir in den Aufzeichnungen des Botanikers Dr. Joseph Banks, der mit dem britischen Weltumsegler James Cook etwa um 1770 nach Australien kam. Er beobachtete, wie die Aborigines einen Sud aus Blättern bestimmter Bäume zur Heilung verschiedener Haut- und Wundprobleme verwendeten. Es dauerte aber bis zu den zwanziger Jahren unseres

Jahrhunderts, ehe man den Heilkräften des Aromaöls weiter intensiv nachforschte.

Als der Pionier des Teebaumöls schlechthin gilt der australische Chemiker Dr. Arthur R. Penfold. Als Mitarbeiter des Sydney Technical Museum befaßte er sich ausführlich mit dem Teebaum und fand dabei heraus, daß das aus den Blättern des Baumes gewonnene Öl sich als wesentlich wirksameres Antiseptikum erwies als das bis dahin überall verwendete Phenol. Sofort begannen sich zahlreiche Wissenschaftler in Australien, aber auch in Europa und den USA, mit dem Teebaum zu befassen. Es kam zu ersten wissenschaftlichen Praxisversuchen und Langzeittests in der Heilkunde. Vor allem die infektionsabbauende und keimtötende Wirkung des Öls faszinierte die Forscher, und bald wurde das Teebaumöl von der Ärzteschaft als hochwirksames Heilmittel bei Infektionen und Hauterkrankungen weltweit geschätzt, weshalb wir uns ihm an dieser Stelle auch etwas ausführlicher widmen.

Da ein aus wildwachsenden Pflanzen auf natürliche Art gewonnenes Mittel starken Qualitätsschwankungen unterliegen kann, hat die *Australien Standards Association* im Jahre 1985 eine Qualitätsnorm mit der Bezeichnung AS 2783-1985 eingeführt. Die mit dieser Norm gekennzeichneten Öle entsprechen den höchsten Qualitätsansprüchen für reines australisches Teebaumöl. Hierfür müssen sie drei Grundanforderungen erfüllen:

- Sie müssen 48 genau festgelegte Komponenten enthalten.
- Der 4-ol-Terpin-Anteil darf nicht unter 30 Prozent liegen.
- Der Cineolanteil darf 15 Prozent nicht übersteigen.

4-ol-Terpin ist eine der von Isopren abgeleiteten organischen Verbindungen, die zumeist als Riechstoffe vorkommen. Der Anteil an 4-ol-Terpin ist hierbei sehr wichtig, denn es ist die Substanz, die dem Teebaumöl die hohe therapeutische Wirkung gibt. Wissenschaftliche Untersuchungen haben ergeben, daß ein 4-ol-Terpin-Anteil von 35 bis 45 Prozent die besten Therapieeffekte erbracht hat.

An zweiter Stelle in der Rangliste der wichtigen Ölsubstanzen steht das Cineol. Diese organische Verbindung gibt dem Öl die ungewöhnliche Fähigkeit, in die Haut einzudringen. Außerdem können durch das Cineol die anderen Ingredienzien erst ihre volle Wirkung entfalten.Weiterhin hat Cineol eine starke Heilwirkung bei Erkältungen. Der Nachteil ist aber, daß eine zu hohe Dosierung dieser organischen Verbindung im Öl zu Hautschädigungen führen kann. Laborversuche mit erhöhten Cineolkonzentrationen haben gerötete, unangenehm brennende Hautstellen hervorgebracht oder auch sich schälende Haut erzeugt. Es wurde herausgefunden, daß die größte Effektivität bei einem Anteil von 5 bis 10 Prozent Cineol erreicht wird.

Vor allem in den vergangenen fünf Jahren hat das australische Teebaumöl seinen Weg auch in unsere Hausapotheken gefunden und ist inzwischen in den meisten Supermärkten in Flaschenform zu bekommen. In Apotheken und Drogerien werden mittlerweile die unterschiedlichsten Salben und Cremes mit Teebaumölinhalten angeboten.

In der Volksmedizin weist Teebaumöl eine so breitgefächerte Anwendungspalette auf wie kaum ein anderes Heilmittel: Bei Hautbeschwerden, Hämorrhoiden, Mund- und Rachenproblemen, Beschwerden an Muskeln, Sehnen und Gelenken, bei Hals-Nasen-Erkrankungen, Fußproblemen, Verbrennungen, Wunden, Unfällen und anderen Verletzungen ist Teebaumöl das natürliche Mittel der Selbstmedikation schlechthin. Aus eigener Erfahrung kann ich hier anmerken, daß vor allem kleinere Wunden, Hautabschürfungen und Verbrennungen sowie wunde Hautstellen am After bereits wenige Stunden nach dem Einreiben mit Teebaumöl sichtbare Besserung zeigen und sich keine Infektionen einstellen.

Wacholder (Juniperus communis)
Wacholder ist ein zu den Zypressengewächsen gehörender Strauch, der in Europa, Nordafrika und den nördlichen Teilen

Asiens anzutreffen ist. Er wird bis zu 10 Meter hoch und wächst vor allem auf Schafweiden, in Heidegebieten und an steinigen Hängen. Es ist ein immergrüner Strauch mit Nadeln, der blaugrüne Blüten trägt, aus denen die gleichfarbigen Wacholderbeeren entstehen. Vor deren Genuß muß gewarnt werden, da sie leicht toxisch sind, ebenso können die Nadeln, je nach ihrem enthaltenen Anteil an ätherischem Öl, giftig sein. Nach dem Verzehr giftiger Bestandteile kann es zu Übelkeit, Bauchschmerzen und starkem Brechreiz kommen. Bei größeren Men-

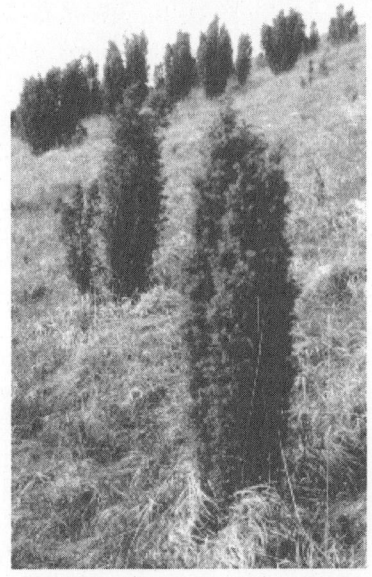

Wacholder (Juniperus communis)

gen können sich auch Atmung und Herzschlag beschleunigen. Vor der Anwendung von Wacholder wird stets empfohlen, einen Arzt oder Heilpraktiker zu Rate zu ziehen.

In der Volksmedizin werden reife Wacholderbeeren und -zweigspitzen als Heilmittel bei Gicht, Rheuma, Ischias, Hexenschuß, Erkältung, chronischen Stoffwechselstörungen und anderen ähnlichen Erkrankungen verwendet. Hierbei werden in verschiedenen Büchern Aufgüsse, Sirup und auch das »Kauen einiger Beeren« empfohlen, wovon ich aber dringend abrate; es sei denn, daß dies nach ärztlicher Verordnung geschieht. Denn die Gefahr der Vergiftung ist, wie bereits angesprochen, doch recht groß. Bei Hämorrhoidenleiden eignet sich Wacholder als Heilmittel eigentlich nur in Form des aus den Beeren durch Wasserdampfdestillation gewonnenen ätherischen Öls. Dies sollte allerdings nicht in konzentrierter Form direkt auf die Haut aufgetragen werden, da es bei empfindlicher Haut zu Rötungen und Reizungen kommen kann. Wacholderbeerenöl ist ein gutes Heilmittel in Kombination mit anderen Ölen wie Wildrosen-, Lavendel-, Kamillen- und Teebaumöl.

Wegwarte (Cichorium intybus)
Diese fleischige Rübe ist auch unter ihrem Namen »Zichorie« in unserem Land wesentlich bekannter und zählt zu den klassischen Heilpflanzen. Bereits im antiken Griechenland und später auch im alten Rom nutzten die Heilkundigen die appetitanregenden, harntreibenden und verdauungsfördernden Wirkungen der Wegwarte vor allem bei Erkrankungen im Magen-Darm-Bereich und bei Gallenleiden. Wirklich bekannt wurde die Wegwarte dann zu Beginn des 18. Jahrhunderts durch eine Erfindung: Die Zichorie wurde als billige Form des Kaffee-Ersatzes entdeckt. Zu Beginn des 19. Jahrhunderts gab es allein in Preußen bereits rund zwanzig Fabriken, in denen der sogenannte preußische Kaffee hergestellt wurde, der als »Zichorienkaffee« auch noch im Zweiten Weltkrieg und in den Nachkriegsjahren bei uns getrunken wurde.

In der Volksmedizin wird vor allem die innerliche Anwendung als Aufguß oder Abkochung empfohlen; sie gilt auch als Mittel gegen Hämorrhoidenbeschwerden. Zur Herstellung eines Aufgusses oder einer Abkochung nehmen Sie 2 Teelöffel Wegwarte auf eine Tasse Wasser. Bei Hämorrhoidenproblemen werden 2 Tassen von dieser Mischung täglich empfohlen.

Wiesenküchenschelle (Pulsatilla vulgaris)
So wird eine Pflanze genannt, die auch die Namen »Küchenschelle«, »Osterschelle« oder »Lenzeglöckle« trägt. Sie ist in Europa beheimatet und zählt zur Familie der Hahnenfußgewächse. Sie blüht recht früh (März bis Mai) und entwickelt dann einzelnstehende kleine Nüsse.

Die gesamte Pflanze enthält, wie andere Hahnenfußgewächse

auch, das Glykosid Ranunculin. Bei Verletzung entsteht daraus Protoanemonin, ein stark haut- und schleimhautreizender, innerlich in höheren Dosen nieren- und harnwegreizender Stoff. Durch Trocknen wird daraus das ungefährliche Anemonin, und so kann davon ausgegangen werden, daß die getrocknete Pflanze frei von Giftstoffen ist.

In der Volksmedizin wurde die Küchenschelle früher als Heilpflanze und zur Herstellung von Arzneimitteln verwendet. Heute spielt sie in der Allgemeinmedizin aber keine Rolle mehr.

In der Homöopathie wird die gesamte blühende Pflanze zu Arzneien verarbeitet, die meist in den Potenzen D3 bis D12 angewendet werden. Pulsatilla ist eines der wichtigsten Polychreste (siehe Seite 111) und zählt zu den homöopathischen Konstitutionsmitteln. Häufige Anwendung findet es bei Menstruationsbeschwerden, zur Verhütung vorzeitiger Abgänge bei Schwangeren, als Mittel zur Erleichterung der Geburt, aber auch während des Klimateriums, bei Krampfadern, Leberbeschwerden und Hämorrhoidalleiden. Pulsatilla ist ein Mittel, das eher für Frauen geeignet scheint.

Unter einem Konstitutionsmittel versteht man ein homöopathisches Arzneimittel, das außer der Ähnlichkeit zu den länger bestehenden Symptomen des Patienten auch seine nicht-krankhaften Eigenschaften einschließt (siehe Seite 111 ff.).

Wildrose (Rosa canina und Rosa mosqueta)
Die Wildrose ist ein Strauch, der umgangssprachlich auch »Heckenrose«, »Hundsrose« oder einfach »Hagebutte« genannt wird.

Für den heilkundlichen Bereich hat sich in den vergangenen Jahren vor allem das Wildrosenöl einen weit beachteten Namen gemacht. Zur Herstellung des Öls werden heutzutage hauptsächlich zwei Arten der Wildrose verwendet: Die europäische Rose mit der botanischen Bezeichnung *Rosa canina* und die chilenische, die unter dem Fachbegriff *Rosa mosqueta* in der

Heilkunde und der Kosmetikindustrie als Öllieferant bereits wesentlich bekannter ist. *Rosa mosqueta* ist aber kein botanischer Name für eine bestimmte Pflanze, sondern der Sammelbegriff für die drei hauptsächlich in Chile anzutreffenden Arten *Rosa moschata*, *rubiginosa* und *canina*.

Ein weiterer Grund für den hohen Bekanntheitsgrad ist der weltweite Handel mit *Rosa-mosqueta*-Hagebutten seit nunmehr fast dreißig Jahren aus Chile. Die Hagebutten und die daraus hergestellten trockenen Mischungen werden für Gesundheitstees, Marmeladen und als Zusatzfutter für Hühner und Chinchillas weiterverwendet. Nach offiziellen chilenischen Angaben sollen jährlich bis zu 4500 Tonnen Wildrosensamenkörner nach Europa exportiert werden.

In der Volksmedizin wird das Wildrosenöl vor allem bei Hautproblemen aller Art aber auch bei streßbedingten Beschwerden, Angst und Depression eingesetzt. In Verbindung mit ätherischen Ölen bietet sich mit dem Wildrosenöl ein sehr gutes Basisöl zur Herstellung von Ölmischungen.

Bei Hämorrhoidenproblemen empfehlen sich Mischungen mit Kamillen-, Teebaum-, Jojoba- und Aloeöl. Als Badezusatz oder auch direkt auf die Haut aufgetragen, helfen solche Ölmischungen vor allem bei offenen und wunden Hautbereichen, lindern rasch den Schmerz und verhindern Infektionen.

Zaubernuß, virginische (Hamamelis virginiana)
Diese Pflanze, auch »(virginischer) Zauberstrauch« oder »Zauberhasl« genannt, ist ein Strauchgewächs aus der Familie Hamamelidaceae und im atlantischen Nordamerika beheimatet. Inzwischen werden Hamamelissträucher aber ebenso in Europa angebaut.

In der Heilkunde werden die zahlreichen heilenden Inhaltsstoffe des Zaubernußgewächses bei einer Vielfalt von Erkrankungen geschätzt. Neben Hamamelitannin enthält der Strauch noch Gerbstoffe, Gallussäure, Saponine, Flavonoide und ätherisches Öl. Der Hamamelisstrauch und seine Auszüge sind heute in zahlreichen Arzneimitteln und in Produkten der Kosmetikindustrie zu finden.

In der Volksmedizin findet Hamamelis in Form von Tee, Tinkturen, Tropfen, Heilsalben, Lotionen oder als Auflagen für Umschläge Verwendung. Da Heilmittel aus Hamamelis besonders adstringierend (zusammenziehend) wirken, werden sie gern bei Entzündungen im Mundbereich oder im Anal- und Genitalbereich verordnet. Bei Durchfällen, Hämorrhoiden, Hautentzündungen und Krampfadern, aber auch bei Erkältungen, rheumatischen Beschwerden, Hexenschuß, Muskelkater und Hautbeschwerden kommen Hamamelisprodukte zur Anwendung.

In der Homöopathie werden Rinde und Spitzen der blühenden Zweige zu Arzneien verarbeitet, die als »kleines Mittel« mit geringer Einsatzmöglichkeit eingestuft sind. Sie werden vor allem bei venösen Beschwerden eingesetzt, wie Blutungen, Krampfadern, Periodenproblemen und auch Hämorrhoidenleiden.

Zichorie → Wegwarte.

Kapitel 5

Asiatische Heilverfahren

Traditionelle Chinesische Medizin (TCM)

Die asiatische Medizin, besonders auch die chinesische Heilkunde, zählt zu den ältesten medizinischen Systemen der Menschheit. Bereits vor vielen Jahrtausenden erkannten weise Chinesen, daß zu allen Körperteilen eine bestimmte subtile Energie fließt, die »Qi« (sprich: »Tschi«) genannt wird. Diese Lebensenergie durchströmt den gesamten Organismus und seine Umgebung. Die unter der Haut verlaufenden feinstofflichen Bahnen der Lebenskraft werden als »Meridiane« bezeichnet.

Nach der chinesischen Philosophie beruht der Fluß des Qi sowie die Funktion des gesamten Universums auf einer beständigen Dynamik zwischen den beiden polaren Kräften Yin und Yang. Yin repräsentiert das Weibliche, Passive, Empfangende,

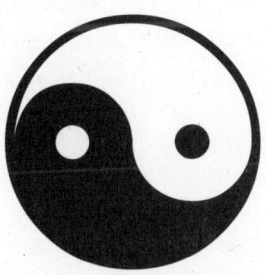

Das Yin-Yang-Symbol

Dunkle; Yang symbolisiert das Männliche, Aktive, Gebende, Helle – womit keine moralische Wertung einhergeht. Das Yin-Yang-Symbol verdeutlicht, daß beide untrennbar miteinander verbunden sind und das jeweils andere in sich enthalten.

Wird nun dieser Energiefluß an einer oder mehreren Stellen gestört, kommt es zu einem energetischen Ungleichgewicht und in der Folge zu gesundheitlichen Problemen. Hier sieht man in der TCM die wahre Ursache für das Entstehen einer Krankheit, aber ebenso einen Ansatzpunkt zur Heilung.

In der TCM werden die Organe, Körpersysteme und krankhaften Veränderungen auch nicht isoliert voneinander gesehen. Ziel einer wirklichen Heilmaßnahme kann nur eine ganzheitliche Krankheitserkennung und eine dementsprechende Therapie sein. Ein chinesischer Heilkundiger betrachtet den Menschen als komplexe Einheit. Zwischen den Körpergeweben, den inneren Organen, den Sinnesorganen und allen anderen Bestandteilen des Organismus finden permanente Wechselbeziehungen statt, wobei jedes Organ und auch jede Organgruppe für bestimmte Funktionen verantwortlich ist. So sind Magen und Darm für die Verdauung, Nieren und Leber für den Stoffwechsel und das Herz mit den Blutgefäßen für den Blutkreislauf zuständig. Da alle Organe aber auch gemeinsame Aufgaben im Körper zu übernehmen haben, unterstützen oder behindern sie sich manchmal gegenseitig. Ist diese Wechselbeziehung zwischen den Organen harmonisch, besteht ein Gleichgewicht im Körper und zwischen den dort fließenden Energien. Ist dieses Gleichgewicht gestört, etwa durch eine Krankheit oder einen Unfall, so wird nicht nur das direkt davon betroffene Organ in Mitleidenschaft gezogen, sondern möglicherweise auch andere Teile des Körpers, die mit diesem in Wechselbeziehung stehen. Deshalb gilt für die TCM, daß in jedem Krankheitsfall nicht nur der erkrankte Bereich des Körpers untersucht werden muß, sondern der gesamte Organismus. Nur dann ist eine wirkliche Diagnose mit anschließender erfolgreicher Therapie möglich.

Zu dem ganzheitlichen medizinischen Prinzip gehört natürlich auch die Vorbeugung. Auf diesen Bereich legt die gesamte asiatische Medizin großen Wert. Ein maßvolles, gesundes Leben hat wesentlich weniger Störungen zur Folge, als ein unausgewogenes und ausschweifendes. Vor allem die Stärkung der körpereigenen Widerstandskräfte ist äußerst wichtig. Es gilt hierbei, sechs Punkte zu beachten:

- das psychische Gleichgewicht,
- das körperliche Gleichgewicht,
- eine gesunde, ausgewogene Ernährung,
- ein ausgewogener Lebenswandel,
- eine frühzeitige Krankheitsdiagnose und
- eine rechtzeitig einsetzende, ganzheitliche Therapie.

Für die Vorbeugung, aber auch die Heilung hat die TCM über Jahrtausende hinweg die verschiedensten Verfahren entwickelt und immer wieder verfeinert. Die wichtigsten dieser Methoden sind neben der ausgewogenen Ernährung die Akupressur, die Akupunktur und die Kräuterheilkunde.

Akupressur
Der Name »Akupressur« ist vom Lateinischen abgeleitet: *acus* = »Nadel« und *pressus* = »Druck«. In dieser Technik kommen aber im Gegensatz zur »Akupunktur« keine Nadeln zum Einsatz. Vielmehr wird mit den Fingern Druck auf bestimmte Punkte der Meridiane ausgeübt, um das energetische Gleichgewicht im Körper wiederherzustellen.

Das Prinzip beruht auf der Erkenntnis, daß blockierte Energieströme durch Pressungen wieder in Gang gebracht werden. Ebenso wird davon ausgegangen, daß krankheitserregende Energien, die aus der Umwelt aufgenommen wurden, so aus dem Körper ausgeleitet werden können. Dies geschieht über die Meridiane.

Es gibt zwölf Hauptmeridiane, auf denen ständig Qi zu den

Organen und zur Körperoberfläche fließt. Die Organe sind miteinander gepaart wie die Meridiane, weshalb man etwa Dickdarmprobleme auch über Punkte auf dem Lungenmeridian beeinflussen kann. Die sechs Hauptmeridianpaare sind:

- Lunge und Dickdarm (Lu und Di),
- Milz und Magen (Mi und Ma),
- Herz und Dünndarm (H und Dü),
- Herzbeutel (Perikard) und Dreifacher Erwärmer (P und DW),
- Nieren und Blase (N und B) sowie
- Leber und Gallenblase (Le und GB).

Die Meridiane sind spiegelbildlich auf beiden Körperseiten angeordnet. Hinzu kommen weitere Neben- und Sondermeridiane, die alle Meridiane miteinander verbinden. Die moderne Wissenschaft ist inzwischen in der Lage, die meisten dieser Kanäle nachzuweisen. Hierzu werden bioelektrische Meßgeräte eingesetzt.

Man kann sich die Meridiane ähnlich wie die Blutbahnen vorstellen, nur daß in ihnen kein Blut, sondern Energie zirkuliert. An bestimmten Punkten der Meridiane kann wie gesagt durch Druck Einfluß auf diese Energieströme genommen werden. In vielen Fällen genügt es bereits, nur einen dieser Punkte zu beeinflussen, doch manchmal müssen auch mehrere Punkte gleichzeitig oder nacheinander bearbeitet werden, um ein positives Ergebnis zu erzielen.

Was kann Akupressur bei Hämorrhoidalleiden ausrichten?
Der geübte Akupressur-Fachmann kann in mehreren Sitzungen vor allem die Verdauungsprobleme beseitigen, die auslösend für Hämorrhoidalbeschwerden sind. So wird bereits im Vorfeld das Risiko eines Hämorrhoidenproblems reduziert. Sind die Beschwerden bereits eingetreten, kann Akupressur nicht nur die Schmerzen lindern, sondern auch unterstützend bei anderen Therapieformen wirken.

Akupressur eignet sich, nach sorgfältigem Erlernen, auch als hervorragende Möglichkeit der Eigentherapie und Vorsorge.

Kurse hierzu bieten inzwischen bereits zahlreiche Volkshochschulen an.

Akupunktur

Das Wort »Akupunktur« ist ebenfalls eine Ableitung aus dem Lateinischen und setzt sich aus den Begriffen *acus* = »Nadel« und *punctura* = »Stich« zusammen. Es beschreibt exakt die Arbeitsweise der Akupunktur, einer Behandlung spezieller Meridianpunkte mit feinen Nadeln.

Es ist nicht ganz bewiesen, doch geht man inzwischen davon aus, daß die Akupunktur aus der Akupressur und den daraus gewonnenen Erkenntnissen entstanden ist.

Die von alters her verwendeten Akupunkturnadeln sind aus Metallegierungen, aber auch aus Holz und Elfenbein hergestellt worden. In der heutigen Zeit werden aber meist nur die Metallnadeln verwendet, die man entweder im handwarmen oder auch im erhitzten Zustand benutzen kann. Manche Heilkundige in Asien verwenden auch Nadeln, die man während des Ansetzens noch weiter erhitzt.

Was kann Akupunktur bei Hämorrhoidalleiden ausrichten? Die Praxis hat gezeigt, daß Hämorrhoidalbeschwerden durch den Einsatz von Akupunktur nicht nur gelindert, sondern sogar

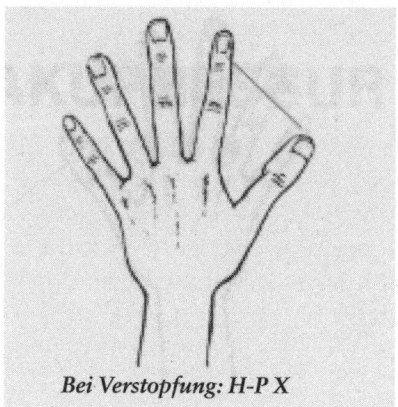

Bei Verstopfung: H-P X

geheilt werden können. Wie sich aber herausstellte, wurde in nahezu allen Fällen auch eine Ernährungsumstellung vorgenommen. Bei Magen-Darm-Problemen, die auslösend wirken (zum Beispiel Verdauungsstörungen, Durchfall oder Verstopfung) kann man mit Hilfe der Akupunktur bereits im Vorfeld des Hämorrhoidalleidens wirken, indem durch mehrere Akupunktursitzungen die Probleme im Verdauungstrakt beseitigt werden. So kann beispielsweise bei Verstopfung der Einsatz einer großen Goldnadel, täglich etwa 10 Sekunden lang, an der richtigen Stelle der Hand wahre Wunder wirken, diese Punktkombination wird mit »H-P X« bezeichnet.

Chinesische Pflanzenheilkunde

Etwa die Hälfte der Maßnahmen in der TCM beruht auf der Pflanzenheilkunde. Ebenso wie in der europäischen Phytotherapie werden die ausgewählten Heilpflanzen nicht rein auf die Krankheitssymptome zielgerichtet eingesetzt, sondern ganzheitlich verwendet (gr. *phytón* = »Pflanze«). Aspekte wie Ernährung, Körperpflege, aber auch Philosophie kommen hinzu. So kann es sein, daß die chinesische Pflanzenheilkunde für bestimmte Probleme andere Gewächse empfiehlt als die europäische oder gewissen Pflanzen und ihren Früchten eine andere Bedeutung beimißt.

Wer sich die Erfahrung der chinesischen Heilkunde zunutze machen möchte, sollte sich aber unbedingt zuvor mit einem Spezialisten für TCM in Verbindung setzen, da zahlreiche der Pflanzenpräparate nur in kleinen Mengen und nicht über einen längeren Zeitraum hinweg eingenommen oder angewendet werden dürfen. Sie können unerwünschte Nebenwirkungen oder Begleiterscheinungen haben, die dann unter Umständen andere Gesundheitsprobleme auslösen!

Was kann die chinesische Pflanzenkunde bei Hämorrhoidalleiden ausrichten? Besonders die folgenden Mittel aus der TCM werden auch bei Problemen im Enddarmbereich eingesetzt:

- Der Koriander wird in der chinesischen Medizin als ganze Pflanze (Wurzel, Kraut, Samen) bei allen verdauungsfördernden Maßnahmen verwendet. Das Kraut finden bei Lungen- und Milzproblemen Anwendung, die Samen wirken blutungsstillend und schleimlösend. Sie kommen bei Hämorrhoiden zum Einsatz. Hierzu werden zu Pulver zerkleinerte Samen abgekocht und sowohl getrunken als auch äußerlich zum Abtupfen der geschädigten Stellen genommen. Doch sollte man ohne professionelle Hilfe keine Eigentherapie mit Koriander durchführen: Über einen längeren Zeitraum eingenommen, kann Koriander sich nämlich negativ auf Konzentrationsfähigkeit und Sehkraft auswirken.

- Die Obstbanane wird in der chinesischen Heilkunde als neutrales Mittel angesehen, das sowohl bei Durchfall als auch bei Verstopfung zum Einsatz kommt. Da sie gut schmeckt, ist sie ein ideales Heilmittel für Kinder. Bei Hämorrhoiden wird in alten chinesischen Heilbüchern empfohlen, zwei ungeschälte Bananen zu dämpfen und dann mit Schale zu essen. Doch Vorsicht bei dieser Anwendungsform: Sie sollten unbedingt darauf achten, nicht gespritzte oder nicht oberflächenbehandelte Bananen zu nehmen, da die Schale Giftstoffe enthalten kann. Solche Bananen gibt es in unserem Land meist nur bei speziellen Bio-Obsthändlern.

- Der Rosmarin wird in China traditionell bei Magenproblemen, Verdauungsstörungen und Nervenanspannungen verwendet. Einige alte Heilbücher empfehlen ihn auch bei Hämorrhoiden. Rosmarin wird hierzu gekocht und nur in kleinen Tagesdosen eingenommen. Er ist nicht für alle Menschen gleichermaßen verträglich, bei empfindlicher Haut kann es zu Irritationen kommen, auch starke Augenreizungen wurden bereits beobachtet.

- Die Schwammgurke hilft bei verschiedenen Gliederschmerzen und Hämorrhoidalproblemen. Zur inneren Anwendung wird die Schwammgurke in Wasser völlig aufgekocht und dieser Sud dann in kleinen Tagesdosen getrunken. Zur äußeren Anwendung erhitzt man die Schwammgurke in einem Topf so lange, bis sie verkohlt ist und man daraus ein Pulver zubereiten kann. Dieses Pulver wird dann auf die betroffenen Stellen aufgetragen

- Die Sonnenblume kommt in der chinesischen Phytotherapie als ganze Pflanze zum Einsatz, doch bei Hämorrhoidenproblemen wird das Sonnenblumenmark verwendet. Es wird zerstampft und direkt auf die betroffenen Stellen aufgetragen. Auch die Wurzeln wirken bei Hämorrhoidalleiden. Als Absud sind sie darüber hinaus gegen Verstopfung und Bauchweh hilfreich.

Weitere asiatische Heilmethoden

Ayurveda

Der Name dieser aus dem Nordwesten Indiens stammenden Wissenschaft setzt sich aus den beiden Sanskritbegriffen *ayur* = »langes Leben« und *veda* = »vollständiges Wissen« zusammen. Ayurveda heißt also etwa soviel wie »das vollständige Wissen vom langen (und gesunden) Leben«. Die Historiker gehen davon aus, daß es sich hierbei um die älteste bekannte Heil- und Lebenslehre der Menschheit handelt. Erste schriftliche Abhandlungen lassen sich rund 7000 Jahre zurückverfolgen und sind bereits nach bestimmten medizinischen Bereichen geordnet. Es sind acht Bereiche exakt beschrieben: Innere Medizin, Chirurgie, Toxikologie, Hals-Nasen-Ohren-Medizin, Augenheilkunde, Gynäkologie, Geburtshilfe und Kinderheilkunde. Ayurveda soll sowohl die chinesische Medizin als auch die ägyptische und altgriechische Heilkunde beeinflußt haben.

In unserer Zeit entstanden verschiedene moderne Fassungen des Ayurveda wie zum Beispiel die Marishi Ayurveda, benannt nach dem Begründer der Transzendentalen Meditation Maharishi Mahesh Yogi, der diese moderne Form zusammen mit westlichen Medizinern entwickelte. Nach der Veröffentlichung seiner Thesen im Mai 1991 im anerkannten Journal der *American Medical Association* entbrannte eine vehement geführte weltweite Diskussion über diese als »Hokuspokusmedizin« abqualifizierte Heilform. Seitdem diskutieren Befürworter und Gegner der altindischen Lehre ihre Standpunkte mit unversöhnlich harter Kritik am jeweils anderen. Da diese Heilmethode aber auch bei Enddarmproblemen Linderung schafft, sei Ayurveda hier kurz erläutert.

Ayurveda betrachtet den Menschen als Einheit von Körper, Geist und Verhalten. Ziel ist hierbei ein gesundes Leben im Einklang aller Bereiche. Die Körperfunktionen müssen sich im gewünschten Gleichgewicht befinden, und Seele, Geist und Sinne sollen einen dauerhaften Zustand inneren Glücks verspüren. Hierzu sind drei sogenannte Doshas wichtig, die jeder Mensch von Geburt an in sich trägt, die aber unterschiedlich entwickelt sind. Diese Doshas werden als Vata, Pitta und Kapha bezeichnet, beschreiben die energetische Ebene im Menschen, sind in allen Körperzellen enthalten und haben noch geistige Funktionen.

Hinzu kommt die Lehre von den fünf Elementen. Dies sind: Erde, Wasser, Feuer, Luft und Äther, wobei mit Äther der Raum gemeint ist. Diese Elemente werden nun paarweise den Doshas zugeordnet, woraus sich spezifische Merkmale ergeben: Vata besteht aus Luft und Äther, Pitta aus Feuer und Wasser und Kapha aus Erde und Wasser. So werden bestimmte Typ-Eigenschaften entwickelt, die den »Pakriti« genannten Veranlagungen des Menschen zur Geburtszeit entsprechen.

Zu Abweichungen hiervon kommt es nach der ayurvedischen Lehre durch Alltagseinflüsse, Ernährung, Bewegung, Ruhe und Gefühle. Im Normalfall kehrt der Mensch zu seinem Pakrit automatisch zurück. Funktioniert dies aber nicht mehr, so kommt es zunächst zu Störungen und in der Folge dann zu Krankheitssymptomen. Dieser Fehlentwicklung, die eine Krankheit im ayurvedischen Sinn darstellt, will die Lehre nun entgegenwirken, was im eigentlichen Sinn als »vorbeugende Maßnahme« angesehen werden muß und somit nicht verkehrt sein kann. Dieses Vorbeugen soll hauptsächlich auf vier Ebenen durchgeführt werden:

- Ernährung,
- Leibesübungen,
- Tagesroutine,
- Jahreszeitenroutine.

Hierfür werden nun, beispielsweise nach der Marishi-Lehre, allgemeine Ratschläge zum »Ausbalancieren« der Doshas gegeben.

Was kann Ayurveda bei Hämorrhoidalleiden ausrichten? Da die ayurvedische Ernährung in der Regel vegetarische Kost und wenig Fleisch empfiehlt, für das wichtige tierische Eiweiß sind hauptsächlich Fisch und Geflügel vorgesehen, ist dies eine Ernährung, die auch bei Hämorrhoidenbeschwerden zu empfehlen ist. Daneben weckt Ayurveda die jedem Menschen eigenen Selbstheilungskräfte, ohne die auch andere Heilmethoden kaum wirksam werden können. Man sollte sich aber zuvor ausführlich über Ayurveda informieren, ehe man ohne genügend Vorkenntnisse irgendwelche Rezepte nachkocht. Es gibt im Buchhandel inzwischen ausführliche Literatur über Ayurveda.

Shiatsu

Diese mit den Daumen und Zeigefingern sowie den Handflächen ausgeführte Druckmassagetechnik stammt aus dem traditionellen Japan. (Der Begriff heißt soviel wie »Fingerabdruck«). Hier wurde und wird sie hauptsächlich bei leichten Erkrankungen als Partnermassage angewendet und als Mittel der Geishas eingesetzt, um ihren »Herrn» nach den Mühen des Tages zu entspannen und seine verkrampften Muskeln zu lösen.

Da die Hände als Kontaktstellen für die Energieübertragung angesehen werden, kann man mit Shiatsu auch heilend wirken.

Genau wie in der Akupressur gibt es im Shiatsu spezielle, »Tsubo« genannte Körperstellen und Massagepunkte, die für bestimmte Organe zuständig sind.

Was kann Shiatsu bei Hämorrhoidalleiden ausrichten? Ebenso wie bei der Akupressur kann auch der Shiatsu-Fachmann mit Hilfe seiner geübten Finger Schmerzen lindern, therapeutische Maßnahmen unterstützen und sogar die Beschwerden heilen.

Yoga

Dieser aus dem Sanskrit stammende Begriff heißt wörtlich »Anschirrung« und wird frei etwa »den Geist zur Ruhe bringen, Vereinigung« übersetzt. Er bezeichnet eine alte, in der indischen Philosophie entwickelte Lehre, die über die völlige Beherrschung des Körpers durch den Geist letztendlich eine Vereinigung mit dem Göttlichen anstrebt. Hierzu wurden im Lauf der Jahrtausende verschiedene Meditationsübungen entwickelt.

In den westlichen Ländern hat sich inzwischen eine spezielle Yoga-Art durchgesetzt, die »Hatha-Yoga« genannt wird und sich ein wenig von den alten spirituellen Grundgedanken entfernt hat. Dennoch eignen sich auch diese Yoga-Übungen hervorragend dazu, Körper und Geist in eine wohltuende und heilende Harmonie zu bringen.

Inzwischen werden zahlreiche Yoga-Bücher mit den unterschiedlichsten Anleitungen für Meditationsübungen angeboten, doch rate ich vor dem Selbststudium der Yoga-Lehre ab, ohne zumindest einen Grundkurs belegt zu haben. Nur so kann man die richtige innere Einstellung bekommen, die für die Ausübung und den Einsatz der asiatischen Heilmethoden so wichtig ist. Viele Volkshochschulen und andere Bildungseinrichtungen im Bundesgebiet bieten in ihren Abendprogrammen Yoga-Kurse an, so daß es kein großes Problem sein dürfte, sich dort die ersten Grundkenntnisse zu erwerben.

Was kann Yoga bei Hämorrhoidalleiden ausrichten? Da man Yoga auch daheim und ohne teure Hilfsmittel selbst anwenden

151

kann, eignet sich diese asiatische Heilmethode recht gut bei Problemen im Enddarmbereich, die mit Verkrampfungen und Verspannungen einhergehen, wie es auch häufig bei Hämorrhoiden der Fall ist. Yoga bewirkt eine schonende, aber effektive Dehnung von Bändern, Sehnen, Bindegewebe und Muskeln. Als weitere wünschenswerte Eigenschaft stellt sich auch meist eine größere Ausgeglichenheit ein.

> **Asiatische Heilmethoden sind besonders für Menschen geeignet, die auf Schmerzmittel, bestimmte Salben und Tinkturen oder Kräuter allergisch reagieren und deshalb kaum Arzneien zu sich nehmen können.**

Kapitel 6

Hilfen und Tips
aus der Praxis

Auf den nachfolgenden Seiten finden Sie Hilfen und Tips, aber auch Warnungen, die alle aus der Praxis kommen, also von Betroffenen stammen, die eigene Erfahrungen mit dem jeweiligen Mittel oder Verfahren gemacht haben. Die Einträge sind alphabetisch und nicht nach speziellen anderen Kriterien geordnet, um so ein leichteres Auffinden zu ermöglichen.

Allgemeiner Hinweis

Nachdem Sie den Ratgeber bis hierher und dann die folgenden Tips gelesen haben, sollten Sie nicht in den häufig begangenen Fehler verfallen, nun alles gleich am eigenen Körper ausprobieren zu wollen. Die oft vorherrschende Meinung, so könne man die eigenen Krankheiten und ihre Symptome möglichst schnell wieder loswerden, trifft mit Sicherheit nicht zu. Nicht die Quantität der Hilfsmittel, sondern die Qualität ist für einen Heilprozeß ausschlaggebend. Wie bei jeder anderen Erkrankung ist es auch bei Hämorrhoiden wichtig, die für den jeweiligen Patienten individuell richtige und wirksame Therapieform zu finden. Sie sollte zielgerichtet sein, nach Möglichkeit ganzheitlich wirken, von ihm akzeptiert werden, für ihn körperverträglich sein, die Symptome rasch und das Leiden auf Dauer kurieren, die

Psyche nicht schädigen, die Physis nicht beeinträchtigen und keine unerwünschten Nebenwirkungen haben. Diese exakt auf die Bedürfnisse eines Menschen individuell abgestimmte Therapie kann nur ein wirklicher Fachmann bzw. eine Fachfrau zusammenstellen, und dem/der sollten Sie sich anvertrauen, auch wenn das gerade bei Hämorrhoidalbeschwerden manchmal recht schwerfallen mag.

**Besprechen Sie die hier beschriebenen Methoden
vor der Anwendung mit Ihrem Arzt/Ihrer Ärztin
bzw. Ihrem/Ihrer Heilpraktiker(in).**

Eigentherapeutische Hilfen und therapieunterstützende Maßnahmen können dann selbstverständlich zusätzlich eingesetzt werden, und hier sind mit Sicherheit einige der nachfolgenden Tips recht hilfreich, doch sollten auch diese mit dem/der (homöopathischen) Arzt/Ärztin bzw. dem/der Heilpraktiker(in) abgestimmt sein, je nachdem, welcher medizinischen Richtung man persönlich mehr zugetan ist oder wem man sein Vertrauen schenkt.

Wenn Sie eigene therapeutische Maßnahmen ohne Absprache mit ihrem behandelnden Arzt durchführen, kommt es möglicherweise zu ungewünschten Wechselwirkungen. So können sich zum Beispiel Wirkungen von Medikamenten, die der Arzt verordnet hat, mit denen selbsteingesetzter Mittel aufheben oder völlig andere als die erwünschten gesundheitlichen Reaktionen hervorrufen. Dies trifft ebenso dann zu, wenn Sie mehrere Mittel aus der Naturheilkunde gleichzeitig einsetzen wollen, ohne die Wechselwirkungen zu kennen. In solchen Fällen können Sie sich auch von einem Apotheker beraten lassen. Wichtig ist, daß Sie sich vor jeder therapeutischen Anwendung fachlichen Rat über die medizinischen Vorgänge und Abläufe einholen. Nur dann können medizinische Maßnahmen auch zum gewünschten Erfolg führen.

Collinsonia canadensis

Dies ist der botanische Name einer Pflanze, die in Nordamerika und Kanada beheimatet ist, in Europa auch als Steinwurz bekannt. Es handelt sich um einen Wurzelstock, der im Frühjahr gesammelt wird.

Vor allem in den USA wird Collinsonia als eines der besten Hämorrhoiden-Heilmittel gepriesen, und es gibt zahlreiche Arzneien, die Teile von Collinsonia enthalten. Lesen wir in der »Bibel der Pharmazie«, *Hunnius – Pharmazeutisches Wörterbuch*, nach, so erfahren wir, daß die Inhaltsstoffe Tannin, Harz, ätherische Öle, Säuren und ein saponinartiges Glykosid sind. Collinsonia wird als Adstringens eingestuft, also als ein zusammenziehendes Mittel. Anwendung findet Collinsonia bei venösem Blutstau des Beckens, Obstipation (Verstopfung) und Hämorrhoiden. Eines der typischen amerikanischen Hämorrhoiden-Mittel ist zum Beispiel HEMORRO-H, das in Kapselform zum Einnehmen angeboten wird. Die einzelnen Kapseln enthalten 2/3 Collinsonia-Wurzel und 1/3 andere Wirkstoffe. Empfohlen wird meist die Einnahme von 2 mal 2 Kapseln täglich zu den Mahlzeiten.

Nachfragen in den Newsgroups und Chatkanälen des Internets haben ergeben, daß zahlreiche Menschen in den USA sich begeistert über die Erfolge mit Collinsonia äußern, doch muß man solche Aussagen auch mit Vorsicht genießen, denn häufig sind sie von den Vertreibern entsprechender Heilmittel selbst ins Internet gesetzt, um so ihre Produkte besser vermarkten zu können.

Cystus (Cistus incannus)

Cystus, auch »graubehaarte Cistrose« genannt, ist ein aromatisch riechender Strauch, der bis zu einem Meter hoch wächst und bereits seit mehr als 2400 Jahren in der Heilkunde erfolgreich eingesetzt wird. Bereits um 400 v.Chr. wurde das Harz der Pflanze professionell gewonnen und als Ware in Ägypten und in anderen afrikanischen Ländern gehandelt. Doch nicht nur das Harz, auch wäßrige Extrakte aus Ästen und Blättern sind beliebte Ingredienzien für Bäder, Umschläge und Auflagen.

Die Heilwirkung des Cystus beruht vor allem auf den Polyphenolen, diese Inhaltsstoffe werden seit langem als Bakterizide verwendet, sie wirken keimtötend auf Bakterien, Viren und Pilze. Man sagt ihnen auch nach, daß sie die körpereigenen Abwehrkräfte generell stärken. In den vergangenen Jahren haben sich mehrere deutsche Kliniken und Institute ausführlich der Heilkraft von Cystus-Arzneien gewidmet und sie wissenschaftlich untersucht. Die bisherigen Ergebnisse waren verblüffend: An der Universität des Saarlandes konnten Erfolge bei Entzündungen im Mund- und Rachenraum nachgewiesen werden. In der Hautklinik Bad Rothenfelde wurden Erfolge im Kampf gegen Akne verzeichnet, und ein Kinderarzt wies in einer Studie den erfolgreichen Einsatz bei Neurodermitis nach.

Für den Einsatz bei hämmorrhoidalen Beschwerden eignet sich Cystus vor allem in der äußerlichen Anwendungsform. Hierzu nehmen Sie etwa eine Handvoll getrocknetes Cystuskraut, geben es in einen Topf, gießen 1/4 Liter Wasser zu und lassen alles 5 bis 6 Minuten lang kochen. Danach abkühlen lassen und abseihen. Den Sud am besten im Kühlschrank aufbewahren, ist aber nur 2 bis 3 Tage haltbar. Als Badezusatz verwenden: 2 bis 3 Sitzbäder täglich.

Flohsamen

Keine Angst, hier ist nicht die Rede von irgendwelchen Eiern kleiner Quälgeister, die Mensch und Tier das Leben zur Hölle machen können. Hinter dem Namen »Flohsamen« verbirgt sich ein natürliches Quellmittel, das in Indien bereits seit Jahrtausenden als Nahrungsmittel geschätzt wird und auch den weiten Weg in unsere Ernährung gefunden hat.

Den deutschen Namen verdanken die Samen der *Plantago psyllium* und der *Plantago indica* (Wegerich-Arten) ihrer winzigen, etwas länglichen Form. Obwohl recht klein, haben diese Samen die Eigenschaft, viel Wasser zu binden. So zählen sie zu den wichtigen Ballaststoffen für unsere Ernährung und werden in der Volksmedizin bereits seit Jahrhunderten als Mittel gegen Verstopfung und Hämorrhoiden genutzt.

Weitere wissenschaftliche Untersuchungen haben inzwischen gezeigt, daß die winzigen Samen auch über cholesterinsenkende Eigenschaften verfügen. In einer Untersuchung kanadischer Wissenschaftler wurde einer Testgruppe mit Versuchspersonen täglich 6 Gramm gemahlene Flohsamen verabreicht. 6 Gramm Flohsamen entspricht etwa der Menge eines gestrichenen Teelöffels. Nach Abschluß der Testreihe konnte eine durchschnittliche Senkung des Cholesterinspiegels von rund 5 Prozent nachgewiesen werden.

Wie immer reagierten US-Firmen am schnellsten auf diese Ergebnisse: Inzwischen werden in ganz Nordamerika bereits Frühstücksflocken angeboten, denen Flohsamen beigemischt wurden.

Wer sich für den Einsatz von Flohsamen zum Ausgleich von Ballaststoffmangel entscheiden will, sollte aber bedenken, daß man dann auch viel Flüssigkeit zu sich nehmen muß, sonst entziehen die Samen dem Körper andere Flüssigkeiten, und es kann zu Mangelerscheinungen kommen. Man sollte als Erwachsener nicht mehr als maximal 30 bis 40 Gramm Flohsamen zu sich

nehmen und dazu mindestens 1 bis 1 1/2 Liter Wasser oder Obst-
saft trinken.

Grüne Tonerde (Argile verde)

Aus Frankreich erhielt ich die Information, daß sich »grüne Tonerde« bei Hämorrhoidenbeschwerden ausgezeichnet als Mittel
zur Heilung und Linderung der Symptome eignet. Sie wird innerlich und äußerlich angewendet. Im Gegensatz zur herkömmlichen »braunen Tonerde« wird die grüne Variante völlig natürlich hergestellt, also sonnengetrocknet.

Die herkömmliche Tonerde wird bei der Herstellung auf mehr
als 130 °C erhitzt und enthält später, wenn sie im Handel ist,
meist nur noch einen Heilerdeanteil von 15 bis 20 Prozent. Der
Quarzanteil macht dann mehr als die Hälfte aus. Die französi-
sche Tonerde wird nicht erhitzt, und es werden keine Konser-
vierungsstoffe zugesetzt, wie es bei dem anderen Produkt hin
und wieder üblich ist. So verbleibt in der grünen Tonerde ein
Anteil heilender Erde von rund 70 Prozent.

Durch die Mineralien wirkt die grüne Tonerde antiseptisch,
blutreinigend und soll sehr rasch Wunden stillen, weil sie die
Blutgerinnung beschleunigt. Durch ihre absorbierende Wirkung
ist diese Tonerde auch in der Lage, Bakterien, Viren und verschiedene Stoffwechselgifte zu neutralisieren. Als Anwendungsgebiete werden angegeben:

innerlich:
- Durchfall,
- Blähungen,
- Verstopfung,
- Hämorrhoiden,
- Aktivierung körpereigener Abwehrkräfte;

äußerlich:
- Wunden,
- Verbrennungen,
- Verstauchungen,
- Hautprobleme,
- rheumatische Beschwerden und
- Haarpflege.

Internet-Infos

Eine Vielzahl der Informationen sowie die Bilder und Grafiken zu diesem Buch stammen aus dem Internet. Wer es richtig zu nutzen weiß, wird bald feststellen, daß es sich um die größte zur Zeit verfügbare Datenbank zu allen nur erdenklichen Themen handelt. Dies gilt natürlich auch für Gesundheitsprobleme jeglicher Art.

Da aber das Internet sich aus Milliarden von Einzelinformationen zusammensetzt, ist es oft nicht ganz einfach, das Gewünschte rasch zu finden. Hier helfen die Suchmaschinen, ohne die ein Auffinden von Infos im Internet nicht durchführbar wäre. Einige der wichtigsten Suchmaschinen für den deutschsprachigen Bereich sind AltaVista, Yahoo, Fireball, InfoSeek und Web.de. Da sich die meisten der deutschen Internet-Benutzer zur Zeit über die Telekom und ihren Internet-Dienst T-Online Zugang zum Internet verschaffen, ist Fireball meist die erste Suchmaschine, mit der diese Menschen in Kontakt kommen, weil diese Suchhilfe auf der Startseite von T-Online direkt »mitgeliefert« wird.

So eine Suchmaschine funktioniert für den Benutzer recht einfach: Tippen Sie in die obere Zeile einfach den Suchbegriff ein, er darf auch aus mehreren Wörtern bestehen, klicken Sie dann mit dem Mauscursor auf das kleine Feld, auf dem »suchen« steht, und warten Sie ab, was Ihnen dann an Begriffen geliefert

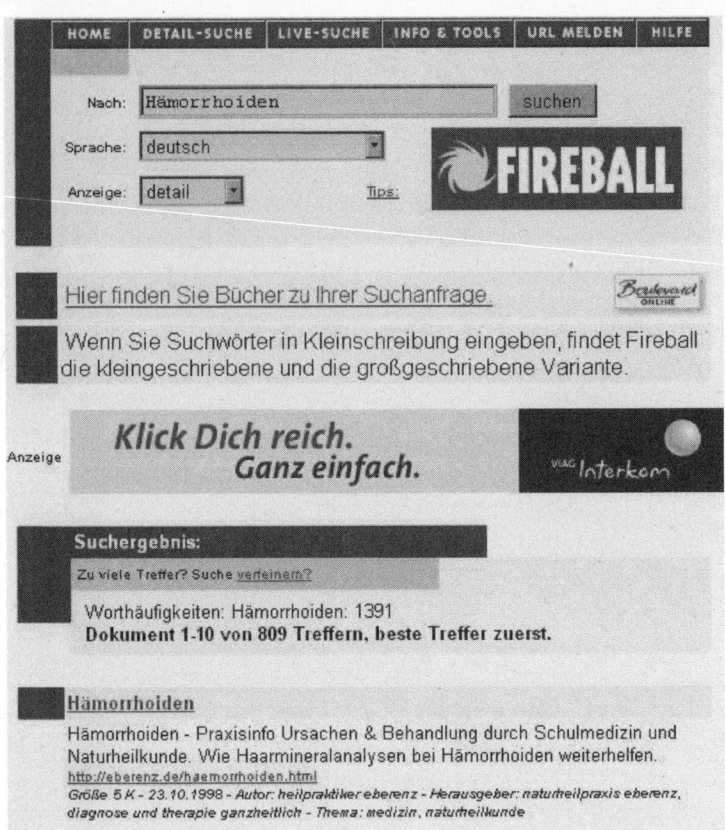

wird. Bei »Hämorrhoiden« waren es in vorliegendem Fall 1391 gefundene Seiten. Die ersten zehn dieser Seiten werden dann von den meisten Suchmaschinen direkt angezeigt. Sie müssen nur noch auf den blau geschriebenen und unterstrichenen Seitennamen mit dem Mauscursor tippen, im vorliegenden Fall heißt die Seite auch »Hämorrhoiden«, und werden dann automatisch mit dieser Seite verbunden.

Fast alle professionellen Websites haben irgendwo einen Bereich, der »Links« heißt. Wenn Sie sich diesen Bereich etwas genauer ansehen, finden Sie dort den Weg durch den »Dschungel Internet« zu anderen Seiten (Homepages) mit ähnlichen Themen. Lassen Sie sich so weiterführen, sind Sie bereits »Surfer« im Internet.

Für jeden Themenbereich gibt es aber auch sogenannte Fach-Suchmaschinen. Diese durchsuchen das »Net« nach Fachbegriffen und listen diese dann auf. So wird die Suche in bestimmten Themenbereichen wesentlich vereinfacht. Für den Gesundheitsbereich sind einige der bekanntesten Fachsuchmaschinen:

- yahoo.de: Alternative Medizin (www.yahoo.de/Gesundheit/ Alternativmedizin/),
- web.de: Alternative Medizin (www.web.de/Wissenschaft/ Medizin/Fachbereiche/Alternative+Medizin),
- DINO-Online: Alternative Medizin (www.dino-online.de/ seiten/go20h.htm) und
- DINO-Online: Medizin (www.dino-online.de/seiten/ go14ma.htm).

Außerdem gibt es Firmen, die Datenbanken zu bestimmten Themenbereichen ins Internet bringen. Zahlreiche dieser Datenbanken kann man nur benutzen, wenn man dafür entweder einen monatlichen Obolus entrichtet oder Mitglied wird. Diese Mitgliedschaft dient meist dazu, Ihre Adresse und persönlichen Daten zu bekommen, um Sie dann mit Werbematerial einzudecken. Es gibt aber auch einige freie Datenbanken, die gerade auf dem Gesundheitssektor recht hilfreich sein können. Laut *Tomorrow*, Sonderbeilage Dezember 1998, ist eine der besten Gesundheits-Datenbanken für Naturheilkunde im deutschsprachigen Raum die DeaM-Datenbank (www.deam.de), in der Sie zu mehr als 500 Krankheitsbildern rasch und informativ aufgeklärt werden, über 2500 Heilpraktiker in ganz Deutschland aufgelistet haben und sich über eine E-Mail ganz persönliche Ratschläge holen können – und das alles kostenlos. An der beständigen Aktualisierung und Erweiterung des Datenbestandes ist auch der Autor dieses Buches beteiligt.

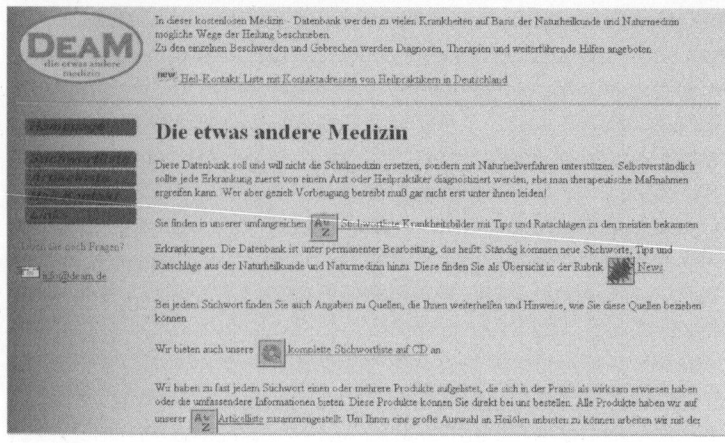

Daneben gibt es weitere deutschsprachige Datenbanken und Informationsplätze wie etwa:

- AltaMed – Verzeichnis mit Websites zum Thema Alternativer Medizin (members.aol.com/altamed/),
- MedizInfo – Alternativmedizin – Suchmaschine für Gesundheits-Webseiten (www.medizinfo.com/alternative/),
- Pharma-Seiten: Naturheilkunde – Verzeichnis mit Websites zum Thema Naturheilkunde (pharma.seiten.de/naturheilkunde.html) oder
- PSI-Links – Alternative Medizin – Linkliste zum Thema Alternative Medizin.

Wer der englischen Sprache mächtig ist, kann sich auch an die zahlreichen Gesundheitsdatenbanken in England und den USA wenden. So erhalten Sie zum Beispiel bei Infomed Informationen zu Arzneimitteln, bei USA Today Health Index eine Liste der Zeitungsartikel über einzelne Krankheiten und bei World Health Network zahlreiche Gesundheitsinformationen. Die Websites im einzelnen:

- Infomed: www.infomed.org/index-e.html,
- USA Today Health Index: www.ahcpub.com/index.html und
- World Health Network: www.worldhealth.net/.

Auch zahlreiche Berufsverbände stellen sich inzwischen im World Wide Web dar. Einige Internet-Adressen dazu finden Sie im Anhang.

Einen weiteren Bereich des Internets stellen die sogenannten Newsgroups dar, in denen sich Menschen aus aller Welt frei zu allen nur erdenklichen Themen äußern und Informationen untereinander austauschen. Für den deutschsprachigen Bereich sind auf dem gesundheitlichen Sektor vor allem die Newsgroups de.alt.naturheilkunde und de.sci.medicin.misc wichtig, in denen Sie Fragen zu eigenen Problemen stellen und sich Infos und Tips holen können. Wer sich nach weiteren Newsgroups zu speziellen Gesundheitsproblemen umsehen will, kann auch hier eine spezielle Suchmaschine in Anspruch nehmen, die Deja-News (www.dejanews.com) heißt.

Doch zwei Gefahren birgt das World Wide Web: Wer einmal die Informationsmöglichkeiten des Internets für sich entdeckt hat, kann ganz leicht »netsüchtig« werden, was sich nicht nur in stundenlangem Sitzen (!) vor dem Computer bemerkbar macht ... Das zweite Problem sind die immer zahlreicher werdenden Seiten mit anstößigem Inhalt, die sich wie ein Schleier über das Internet legen. So kann es leicht vorkommen, daß Sie nach einer bestimmten Gesundheitsseite suchen und unter einem unverfänglichen Namen plötzlich bei einem Hardcoreporno-Anbieter landen. Deshalb rate ich davon ab, Kinder und Jugendliche unter achtzehn Jahren im Internet auf die Suche nach irgendwelchen Informationen zu schicken, weil man selbst möglicherweise nicht in der Lage ist, sich dort zurechtzufinden.

Kargasok-Tee

Aus Japan erhielt ich diesen Tip, der sich auf einen speziellen Tee bezieht, wie er in der Stadt Kargasok in Rußland zubereitet wird. Da in Kargasok dieser Tee zum täglichen Leben gehört und es dort besonders viele sehr alte Menschen gibt, werden dem Tee heilende Wirkungen zugesprochen, die bereits an Wunder grenzen. Nachdem eine japanische TV-Anstalt einen Bericht über diesen Tee ausgestrahlt hatte, setzte ein wahrer regionaler »Run« darauf ein. Die Anwendungspalette liest sich wie das Inhaltsverzeichnis eines Gesundheitsbuches und weist neben Verstopfung, Durchfall und Magenbeschwerden auch das Hämorrhoidalleiden auf. Der Kargasok-Tee entwickelt seine Heilfähigkeiten nach Aussagen der bisherigen Anwender vor allem durch den Zusatz des Kombucha-Pilzes. Er wird wie folgt zubereitet:

Zuerst wird ein normaler schwarzer Tee zubereitet. Als Grundrezept empfehlen die Anwender einen Liter Wasser und einen gehäuften Teelöffel Schwarztee, dazu 100 Gramm Zucker. Nachdem der Tee mit dem kochenden Wasser übergossen wurde, läßt man ihn bis auf Handwärme abkühlen. Dann gießt man ihn in ein mindestens 3 Liter fassendes Glas, legt den Kombucha-Pilz obenauf, deckt das Glas mit einem Leintuch ab, das man mit einem Gummiband gegen Herunterrutschen sichert, und stellt das Glas an einen ruhigen, warmen Ort. Der Pilz gedeiht bei Zimmertemperatur (etwa 22 bis 23 °C) am besten. Nach etwa acht Tagen wird das Glas geöffnet, der Pilz herausgenommen und die Tee-Pilz-Flüssigkeit durch ein feines Sieb in Flaschen gefüllt und in den Kühlschrank gestellt.

Als Anwendung gegen alle Erkrankungen und für ein langes und gesundes Leben wird empfohlen, je morgens, mittags und abends ein Glas des Getränks nach den Mahlzeiten zu trinken. Es schmeckt ein wenig säuerlich, ist aber gut bekömmlich.

Kühltherapie

Dies ist ein Verfahren, über das ich in einer Schrift vom Verein Hausärzte Stadt Zürich informiert wurde. In der Rubrik »Kniffs und Tricks aus der hausärztlichen Praxis« konnte ich folgendes nachlesen:

»Bei gewissen analen Problemen (Hämorrhoiden, Prostatitis etc.) ist eine Kühltherapie für die Patienten angenehm und therapeutisch sinnvoll. Entsprechende Geräte aber sind teuer. Als Trick gebe ich den Patienten drei bis vier Einmalgebrauchsspritzen (2 ml) mit nach Hause. Diese sollen sie mit Wasser aufziehen und im Tiefkühlfach lagern. Gefroren anal eingeführt, bringen sie Linderung und Dankbarkeit.«

Wie sehr gerade Kühlung vor allem die Symptome bei Hämorrhoiden lindert, ist den meisten Betroffenen bereits bekannt. Vor allem zu diesem Bereich kamen zahlreiche Hinweise aus der Praxis, mit welchen Hilfsmitteln man den Afterbereich abkühlen kann. Nachfolgend einige Vorschläge der einfachsten Hilfen:

- Minikompressen. Diese kleinen Plastikbeutel gibt es für wenig Geld in den meisten Apotheken. Sie sind mit Gel gefüllt

---

Wohlgemerkt, es ist hier nur die Plastikspritze gemeint, die als Kühlkörper dienen soll. Selbstverständlich ohne Nadel daran, die zu schweren Verletzungen führen kann! Es dürfen natürlich auch keine bereits gebrauchten Spritzen verwendet werden, Ansteckungsgefahr! (Anm. d. Autors)

---

und lassen sich im Kühlschrank rasch herunterkühlen, dabei werden sie nicht so hart wie mit Wasser gefüllte Behältnisse. Man kann sie leicht zwischen den Pobacken unterbringen. Durch das spezielle Gel bleiben sie relativ lange kühl. Als Hämorrhoiden-Patient sollte man immer zwei bis drei dieser Minikompressen im Kühlschrank haben.

- Waschlappen. Mit einem weichen Waschlappen, direkt unter den Strahl eiskalten Wassers im Waschbecken gehalten und dann kurz ausgewrungen, kann man sich nach dem Stuhlgang feucht reinigen und gleichzeitig kühlen. Auch bei leichten äußeren Blutungen hat sich ein feuchtkalter Waschlappen bestens bewährt.
- Leinentuch mit Eiswürfeln. Dies ist eine Kühlmöglichkeit, die sich nur im Liegen eignet. Geben Sie zwei bis drei Eiswürfel aus dem Eisfach Ihres Kühlschrankes in ein weiches Leinentuch, schlagen Sie dies so ein, daß die Eiswürfel hintereinanderliegen, und kühlen Sie dann damit den Afterbereich.

Achtung: Sie sollten es aber vermeiden, irgendwelche Hilfsmittel in Gefrierfächer oder -truhen zu legen, um sie so rascher abkühlen zu können. Hierbei besteht die Gefahr, daß Sie mit tiefgefrorenen Materialien, vor allem aus Metall oder Glas, die Haut schädigen (Erfrierung)!

Laserpoint-Akupunktur-Geräte

So oder ähnlich werden kleine Handgeräte bezeichnet, die ungefähr wie ein Füllhalter oder ein dicker Kugelschreiber aussehen und dazu gedacht sind, mittels Laserlicht kleinere Hautstellen wärmezubehandeln. Dadurch sollen die Akupunkturpunkte aktiviert werden. Diese Methode erfreut sich in den USA wachsender Beliebtheit bei allen möglichen Hauterkrankungen und ebenso bei Hämorrhoidalleiden.

Auch in unserem Land machen diese kleinen »Wundergeräte« seit einiger Zeit immer mehr auf sich aufmerksam, doch sollte unbedingt von dem privaten Erwerb und einer damit verbundenen Eigentherapie abgeraten werden. Die richtige und gefahrlose Stimulierung der Akupunkturpunkte bedarf einer gründlichen Ausbildung und einer langjährigen Erfahrung. Ein weiterer Punkt, der gegen eine Eigentherapie mit solchen Geräten spricht, liegt in diesen kleinen Pointern selbst: Techniker halten sie für nicht unbedenklich und in vielen Fällen für völlig überteuert. Im Internet konnte man in den Newsgroups de.alt.naturheilkunde, de.sci.medizin und de.sci.physic im Oktober 1998 den Bericht eines Technikers nachlesen, der zwei solcher Laserpoint-Geräte besorgte und testete. Die Ergebnisse waren niederschmetternd: Das Gerät eines deutschen Herstellers, das nach den Angaben im Internet mehr als 6000,- DM kosten sollte, bestand aus »ein paar mickriger Batterien und einem OEM-Lasermodul mit Spannungswandler und Strahlenformungsoptik«. Nach Angaben des Technikers entsprach dies etwa dem Wert von 30,- DM. Herr Wabnig, so der Name des Technikers aus Österreich, warnte auch vor den öffentlichen Aussagen sogenannter Fachleute in PR-Artikeln zu den Laserpointern. Sein abschließendes Urteil: »Den Laserpointer mit seinen 10 mWatt auf 5 Quadratmillimeter (Haut, Anm. d. Autors) spürt man gar nicht.«

Ob die Laserpointer wirken oder nicht, darüber sollen sich die Fachleute weiter streiten, doch als persönlichen Tip rate ich Ihnen von dem Erwerb und Einsatz so eines Gerätes bei Hämorrhoidenbeschwerden ab.

Leinsamen

Die Samen der Leinpflanze (Flachs) haben sich als gut wirksames und nicht darmreizendes Abführmittel erwiesen. Die Wirkung entsteht durch die hohe Quellfähigkeit der Samen im Dickdarm. Nimmt man nun noch viel Flüssigkeit zu sich, wird das Volumen des Darminhalts erhöht. So erreicht man eine beschleunigte und leichtere Verdauung.

Leinsamen ist im Gegensatz zu chemisch hergestellten Abführmitteln für einen längeren Einsatz geeignet, hat meines Wissens keine unerwünschten Nebenwirkungen und ist ein hervorragend vorbeugendes Mittel bei Hämorrhoidalleiden.

Zur Vorsorge genügt es völlig, wenn Sie zweimal täglich einen Eßlöffel Leinsamen, zerkleinert oder auch nicht, in Müsli, Joghurt oder Quark einrühren oder den Samen einfach in einem Glas mit Orangen- oder Apfelsaft quellen lassen. Dazu sollten Sie möglichst viel Flüssigkeit trinken.

Pappel (Populus spec.)

Es sind vor allem die Pappelknospen, die bei Hämorrhoidenbeschwerden verwendet werden. Sie wirken antibakteriell und wundheilend und sind deshalb in der Volksmedizin bei Hautverletzungen, Frostbeulen, Sonnenbrand und Hämorrhoiden ein beliebtes Mittel.

Sie sollten allerdings nicht versuchen, sich selbst ein Heilmittel aus gesammelten Pappelknospen herzustellen. Am besten eignet sich eine Salbe, die Sie in jeder Apotheke auch auf Wunsch hergestellt bekommen und die einen Anteil an Pappelknospenauszug von nicht mehr als 20 Prozent hat.

Wenn Sie eine besonders empfindliche Haut haben oder zu Allergien neigen, sollten Sie eine Salbe mit Pappelknospeninhalt nicht verwenden.

Perubalsam (Balsamum peruvianum)

Der aus Mittelamerika kommende Perubalsam wird aus den Stämmen eines Baumes namens *Myrox balsamum* gewonnen und ist für seine antibakteriellen und antiseptischen Wirkungen bekannt. Außerdem ist er granulationsfördernd (bei der Wundheilung) und wirkt besonders gegen Parasiten. Vor allem gegen

Krätzemilben ist der Balsam als Mittel beliebt, aber auch bei schlecht heilenden Wunden, Verbrennungen, Frostbeulen, Geschwüren und Hämorrhoiden. Er wird äußerlich angewendet und direkt auf die betroffenen Hautstellen aufgetragen.

Bei eigener Anwendung gegen krankhaft veränderte Hämorrhoiden lassen Sie sich am besten in einer Apotheke eine Salbe mischen, die nicht mehr als 10 Prozent Perubalsam enthalten soll. Höchstens eine Woche lang damit den After und etwaige wunde Stellen im Afterbereich einreiben.

Danach sollte eine längere Pause bei der Anwendung von Perubalsam eingelegt werden, da es zu Hautreizungen kommen kann.

Pseudogetreide

Da einigen Leserinnen und Lesern dieses Ratgebers die sogenannten Pseudogetreidearten, vor allem Amaranth und Quinoa, mit Sicherheit nicht so geläufig sind wie die herkömmlichen Zerealien – gegen die auch Allergien bestehen können –, sind nachfolgend einige Rezepttips aus der Praxis aufgeführt. Die interessierte Hausfrau – und natürlich auch der Hausmann – können sich so eine Vorstellung davon machen, wie man dieses »neue Getreide« zu köstlichen Leckereien verarbeiten und bei der wichtigen Ernährungsumstellung auf eine ballaststoffreichere Kost einsetzen kann (siehe auch Seite 62 ff.).

Die Mengenangaben gelten für 2-3 Personen.

Amaranth
Amaranth-Gemüse-Pfanne   150 g Amaranth, 200 g Porree, 3 EL Olivenöl, 1/2 l Gemüsebrühe, 150 g Karotten, 1 TL feingehackte Petersilie, etwas Salz, etwas Pfeffer

Die Amaranthkörner werden gewaschen und mit der doppelten Menge Wasser aufgekocht. Bei kleiner Flamme dann etwa

25 Minuten lang köcheln lassen. Inzwischen den Porree klein-schneiden und in Olivenöl anbraten. Die Gemüsebrühe und den fertiggekochten Amaranth hinzugeben. Die Karotten putzen und kleinschneiden und zusammen mit der gehackten Petersilie ebenfalls zugeben, jetzt 10 Minuten bei mittlerer Hitze garen, dabei mit Salz und Pfeffer abschmecken.

Amaranth-Dinkel-Brot 100 g Amaranth, vorgequollen, 0,4 l Wasser, 350 g Dinkelmehl, fein, 0,3 l Milch, handwarm, 1 Würfel Hefe (42 g), 1 EL Honig, 150 g Amaranthmehl, fein, 1 TL Jodsalz, 3 EL Öl, geschmacksneutral

Zuerst muß der Amaranth in einem Topf mit dem Wasser zum Kochen gebracht werden, dann etwa 15 bis 20 Minuten köcheln lassen, anschließend auf kleinster Stufe 10 Minuten ausquellen. Inzwischen geben Sie das Dinkelmehl in eine große Schüssel, drücken in die Mitte eine kleine Mulde. Die Milch erwärmen und etwa ein Drittel der Milch in die kleine Mulde gießen, Hefe und Honig hinzugeben und in der Mulde miteinander verrühren. Jetzt die Schüssel mit einem Tuch abdecken und rund 20 Minuten ge-hen lassen. Danach Tuch abnehmen. Restliche Milch, Amaranth (gequollen und Mehl), Salz und Öl in die Schüssel geben und al-les zu einem glatten Teig verkneten. Jetzt die Schüssel wieder mit dem Tuch abdecken und an einem warmen Ort etwa 1/2 Stunde lang gehen lassen. Danach wird der Teig in eine gefettete Kasten-form gegeben, wiederum etwa 10 Minuten gehen lassen. Bevor Sie die Kastenform in den Ofen stellen, sollten Sie die Oberfläche des Teiges mit etwas Wasser bestreichen und in der Mitte mit dem Messer der Länge nach etwa 1 Zentimeter tief einschneiden. So verhindern Sie, daß der Teig unnötig reißt. Im vorgeheizten Backofen bei 200 °C knapp eine Stunde lang backen.

Buchweizen und Hirse

Buchweizen-Hirse-Frikadellen   50 g Buchweizen, 50 g Hirse, 50 g Naturreis, 3/4 l Wasser, 50 g Möhren, 1 Zwiebel, mittelgroß, 2 Eier, 1 EL gehackter Thymian, 1 EL gehackte Petersilie, 1 Prise Meersalz, 1 Prise Muskatnuß, 1 Prise bunter Pfeffer, 50 g Vollkornhaferflocken, 3 TL Olivenöl

Buchweizen, Hirse und Reis jeweils in einen gesonderten Topf geben, jeweils 1/4 l Wasser zugeben und über Nacht quellen lassen. Am nächsten Tag getrennt abseihen und kurz in einem Sieb abspülen, dann in eine Schüssel geben. Inzwischen die Möhren waschen und putzen, dann grob reiben, die Zwiebeln schälen und hacken und ebenfalls in die Schüssel geben. Eier, Kräuter, Gewürze und Haferflocken ebenfalls zugeben und alles zu einem Teig vermengen, etwa 10 Minuten stehen lassen und dann aus dem Teig vier bis fünf flache Frikadellen formen und in einer Pfanne mit dem Olivenöl beidseitig knusprig braten.

Hirsequark   150 g Hirse, 0,3 l Wasser, 1 Ei, 200 g Quark, 30 g Honig, 1 TL Zitronensaft, 1/2 TL Vanille

Hirse in einem Topf mit Wasser aufkochen, dann rund 15 Minuten bei niedrigster Wärmezufuhr quellen lassen. Inzwischen das Ei in Eiweiß und -gelb trennen. Dann Wasser abgießen und die anderen Zutaten, bis auf das Eiweiß, nacheinander zugeben und dabei gut unterrühren. Zuletzt das Eiweiß zu Schnee schlagen und unterheben. Bis zum Servieren in den Kühlschrank stellen.

Quinoa

Quinoa-Avocados   150 g Quinoa, 0,3 l Wasser, 3-4 Avocados, 150 g Schafskäse oder Mozzarella, 100 g Magerquark, etwas Curry, etwas Salz

Die Quinoakörner werden gewaschen und mit der doppelten Menge Wasser aufgekocht. Bei kleiner Flamme dann etwa 20 Minuten lang köcheln lassen. Inzwischen die Avocados schälen, halbieren und Kerne entfernen. Das Fruchtfleisch herausnehmen und zerkleinern, den Käse in feine Würfel schneiden. Nun die Quinoakörner aus dem Wasser nehmen, mit Fruchtfleisch und Käse mischen, den Quark gut unterrühren, alles würzen und dann zum Anrichten in die Avocadoschalen füllen.

Quinoa-Auflauf   100 g Quinoa, 0,2 l Wasser, 2 Eier, 200 g Magerquark, 1/2 Tasse Zucker oder Zuckeraustauschstoff, 10 g Butter, 1/2 Packung Backpulver, 1 EL Weizenmehl, etwas Backfett

Die Quinoakörner werden gewaschen und mit der doppelten Menge Wasser aufgekocht. Bei kleiner Flamme dann etwa 20 Minuten lang köcheln lassen. Inzwischen die Eier trennen, Magerquark, Eigelb, Zucker und Butter schaumig rühren, Backpulver und Weizenmehl beigeben, dann die gekochten Quinoakörner unterrühren. Das Eiweiß wird steif geschlagen und unter die Masse gegeben. Den so entstandenen Teig füllen Sie in eine gefettete Auflaufform. Den Backofen auf 180°C vorwärmen und den Teig dann etwa 45 Minuten backen.

Probiotische Lebensmittel

In neuerer Zeit werden immer wieder die probiotischen Joghurts angesprochen, wenn nach Hilfsmitteln bei Hämorrhoidenbeschwerden gefragt wird. Doch was bedeutet eigentlich »probiotisch«? Die Wortkombination ist abgeleitet vom lateinischen *pro* = »für« und dem griechischen *bíos* = »Leben«. Es bedeutet also soviel wie »für das Leben«, im Gegensatz zu »antibiotisch« (= »gegen das Leben«), wobei sich Leben hier auf lebende Bakterien bezieht. Probiotische Lebensmittel enthalten für den Menschen wichtige Bakterien, die im Darmtrakt resistenter sind als die bisher bekannten.

Daraus entwickelten die führenden Hersteller von Joghurt- und Quarkprodukten ein neues Lebensmittelkonzept. Moderne

Ernährungskonzepte wie dieses haben aber einen großen Nachteil: Sie sind wissenschaftlich noch nicht ausreichend untersucht. Alle Angaben, die zu probiotischen Lebensmitteln und ihren Wirkungsweisen und Wirkerfolgen gemacht wurden, stammen aus den Labors der Hersteller und sind somit, objektiv betrachtet, nur bedingt aussagefähig. Zwar kann man als gesichert ansehen, daß probiotische Bakterienkulturen das Immunsystem des Darms positiv beeinflussen, doch was bei diesem Vorgang genau geschieht, muß erst noch exakt untersucht werden, damit daraus wirkliche Aussagen über heilende Auswirkungen gemacht werden können. Was allerdings durch verschiedene Studien in Europa und den USA bereits belegt ist, kann bei Hämorrhoidenbeschwerden von Vorteil sein: Probiotische Lebensmittel wirken durchfallmindernd.

Als Tip aus der Praxis erhielt ich aus den USA die Anregung, mindestens dreimal wöchentlich morgens probiotischen Joghurt statt eines ausgiebigen Frühstücks zu nehmen und dazu jedesmal eine Tasse Grüntee zu trinken.

Rhabarber

Aus den neuen Bundesländern bekam ich den Rat, bei Hämorrhoiden und zur Vorbeugung einmal die Rhabarberwurzel einzusetzen. Dies ist ein Mittel, das in früheren Jahren oft bei der Vorbereitung diagnostischer Eingriffe im Darmbereich verwendet wurde, da es stark abtreibend wirkt. Nach neuen Erkenntnissen weiß man aber, daß sich Rhabarberwurzel nicht für eine Langzeittherapie eignet. Es kann zu Elektrolytverlusten kommen, und wie schädlich zum Beispiel Kaliummangel auf Dauer sein kann, ist inzwischen hinlänglich bekannt. Auch rate ich vor einem Einsatz in der Schwangerschaft, während der Stillzeit und bei kleinen Kindern ab. Die Risiken sind einfach zu groß.

Bei Erwachsenen mit Verstopfungsproblemen, die nur hin und wieder einmal auftreten, bietet sich der Einsatz von Rhabarberwurzel aber an. Hierzu geben Sie einen Teelöffel gepulverte Rhabarberwurzel in eine Tasse, gießen mit kochendem Wasser auf und lassen alles rund 10 Minuten lang ziehen. Danach abseihen und zweimal am Tag eine Tasse trinken.

Schwefelblüte (Sulfur)

Diese aus sublimiertem Schwefel hergestellte Arznei wird in der Homöopathie als eines der größten Mittel geschätzt und in nahezu allen Potenzen eingesetzt. Zusammen mit Arsenicum album und Phosphorus ist es eines der drei Hauptmittel gegen alle Arten von sogenannten »brennenden Schmerzen«.

Die Anwendungspalette ist äußerst breit gefächert und reicht von Magen-, Leber- und Darmstörungen über Darmfloraprobleme und Hautleiden aller Art bis hin zu rheumatischen und venösen Beschwerden, Krampfadern und Hämorrhoiden. Doch wirklich heilen kann Sulfur im homöopathischen Sinn nur dann, wenn die Beschreibung der Arznei auch mit dem Bild des erkrankten Patienten möglichst große Übereinstimmungen aufweist (siehe Seite 88). Dies kann aber nur ein Fachmann feststellen, deshalb ist es kein Arzneimittel für eine Eigentherapie.

Steinklee (Melilotus officinalis)

In einigen alten Kräuterbüchern wird auch der Steinklee bei Hämorrhoidenproblemen als Heilmittel empfohlen, doch sind Arzneien mit Steinklee sowohl bei innerlicher als auch bei äußerlicher Anwendung mit Vorsicht zu verwenden. Es besteht das Risiko von allergischen Hautreaktionen. Außerdem sind alle Steinkleearten in größerer Menge giftig. Bei innerlichem Gebrauch verringern sie zudem die Blutgerinnung, was möglicherweise zu inneren Blutungen führt. Nicht selten verursacht Steinklee auch Schwindel, Erbrechen und Kopfschmerzen.

Es wird das blühende Kraut der Pflanze verarbeitet, und dies enthält Melilotosid, das sich beim Trocknen zu Cumarin wandelt. Cumarin wirkt adstringierend (zusammenziehend) und entzündungshemmend und findet deshalb bei Heilmitteln Verwendung, die für Blutergüsse, Prellungen, Stauchungen und Hämorrhoiden gedacht sind. Zur Eigentherapie, die allerdings stets mit einem Arzt abgesprochen sein sollte, kann man sich leicht einen Absud herstellen:

Nehmen Sie 3 bis 4 Teelöffel Steinklee auf einen Liter Wasser, gaben Sie Kraut und Wasser in einen Topf und kochen alles kurz auf, danach bei geschlossenem Deckel etwa 10 Minuten lang ziehen lassen. Dann abseihen und als Badezusatz verwenden.

Tintenfisch (Sepia officinalis)

In der Homöopathie wird Sepia in erster Linie als Frauenmittel eingesetzt. Die Arznei wird aus dem Inhalt des Tintenbeutels der Meeresbewohner hergestellt und gilt als eines der größten Konstitutionsmittel und Polychreste (siehe Seite 88 und 111).

Als homöopathisches Heilmittel wird Sepia bei nervösen Störungen, Migräne und vor allem bei Beckenbeschwerden, chronisch-entzündlichen Magen-Darm-Beschwerden, Hautstörungen, Krampfadern, Pfortader- und Hämorrhoidenproblemen verordnet.

Gerade wenn Gesundheitsstörungen mit hormoneller Beteiligung ablaufen, kann Sepia sehr hilfreich sein, sollte aber nur in Absprache mit einem homöopathischen Arzt oder Heilpraktiker eingesetzt werden.

Verstopfung

Als auslösender Faktor bei Hämorrhoidenbeschwerden ist Verstopfung in unserer heutigen Zeit zu einem großen Problem geworden. Wie bereits angesprochen wurde, liegen die Hauptgründe für eine Verstopfung in unserer falschen (ballaststoffarmen) Ernährung und in dem immer mehr um sich greifenden Bewegungsmangel, teils beruflich bedingt, teils aus Bequemlichkeit.

Da aber auch unsere Vorfahren bereits über Verstopfungsbeschwerden klagten, weist die Volksheilkunde eine Vielzahl von Hilfsmöglichkeiten aus. Nachfolgend sind einige einfache Mittel aus der Praxis aufgeführt.

- In der Fachzeitschrift *Medical Tribune* war nachzulesen, daß ein Glas kaltes Wasser, am Morgen getrunken, durch den Kältereiz eine Verstärkung der Darmperistaltik hervorrufen und somit abführend wirken soll.
- Aus Kalifornien/USA kam folgender Tip: Nehmen Sie am Abend 8 bis 10 Backpflaumen, kochen Sie diese kurz ab, und weichen Sie sie dann in einem Glas mit kaltem Wasser ein. Bis zum Morgen stehenlassen und dann vor dem Frühstück verzehren, dazu das Einweichwasser trinken.
- Aus Frankreich kam der Tip, 5 bis 6 Feigen mit einem Schuß Weißwein, 2 Eßlöffeln Wasser und 1/2 Teelöffel Zucker kurz aufzukochen und über Nacht stehenzulassen. Morgens dann nüchtern zu sich nehmen.
- Auch in Deutschland nutzt man die abführende Kraft der Feigen und Backpflaumen: Etwa 30 Gramm Feigen (getrocknet) und 30 Gramm Backpflaumen werden am Abend zusammen mit einem Eßlöffel Honig in 1/4 Liter Wasser rund 15 bis 20 Minuten lang gekocht. Danach bis zum nächsten Morgen stehenlassen und nüchtern einnehmen.

- Vor allem Sauerkraut wird oft erwähnt, wenn es um Verstopfung geht. Ob roh, gekocht oder gebraten, die Anwendungsformen sind zahlreich. Ich habe die Erfahrung gemacht, daß die Kombination Sauerkraut und Apfelsaft bei mir am schnellsten wirkt. Es dauert nur wenige Minuten, bis die abführende Wirkung einsetzt. Wer keinen Apfelsaft mag, kann auch Sauerkraut mit etwas Olivenöl in einer Pfanne anbraten. Das wirkt meist ebenfalls sehr rasch.
- Eine Handvoll Brennnesseln am Abend in Milch gekocht und am Morgen kalt getrunken soll ebenfalls ein gutes Abführmittel sein.
- Etwa 30 bis 40 Gramm Glaubersalz in 3/4 Liter Wasser auflösen und trinken entleert den Darm völlig. Doch Vorsicht! Es hat einen widerlichen Nachgeschmack. Stellen Sie sich am besten ein Glas Apfel- oder Orangensaft bereit, um rasch »nachspülen« zu können.
- Die Liste der Kräutermischungen zur Zubereitung von Abführtees ist unendlich lang. Eine Aufstellung der am häufigsten verwendeten Kräuter und der Zubereitung finden Sie in Kapitel 3 unter »Heiltee« (siehe Seite 85).
- Darmeinläufe (Klistiere) werden in der Volksmedizin häufig erwähnt. Hierzu verwendet man am einfachsten ein Klistier mit einer Gummiballonspritze, das in jeder Apotheke zu bekommen ist. Als Einlaufflüssigkeit genügt zumeist kaltes Wasser, eventuell mit einem leichten Glyzerinzusatz. Bei Kindern kann man lauwarmen Kamillentee nehmen. Als Faustregel gilt, daß man bei Erwachsenen bis zu einem und bei Kindern bis zu einem halben Liter Flüssigkeit einlaufen lassen kann. Für den Einlauf legt sich der Patient am besten auf die Seite. Da die Reaktion schneller als erwartet eintreten kann, empfiehlt sich die Toilette als Ort für einen Einlauf.

Vorsicht! Auch die natürlichen Abführmittel und -methoden eignen sich nicht für einen längeren Einsatz. Sie sind für eine ein- oder zweimalige Verwendung gedacht. Bei chronischer Verstopfung, die nicht krankheitsbedingt ist, hilft wohl nur eine Ernährungsumstellung sowie zusätzliche Bewegung und Massage.

Kapitel 7

Zusammenfassung

Zum Abschluß seien hier noch einmal die wichtigsten Fakten zum Thema Hämorrhoiden-Erkrankung zusammengefaßt.

Hämorrhoiden sind knotenförmige Erweiterungen der Venen des Enddarms oder Afters. Wir unterscheiden äußere und innere Hämorrhoiden:

- Äußere Hämorrhoiden sind vergrößerte Venen, die sich vor allem bei der Stuhlentleerung oder auch bei starker körperlicher Belastung prall füllen.
- Innere Hämorrhoiden sind das Ergebnis der Vergrößerung und Veränderung von Schleimhautpolstern (mit Gefäßen), die sich am Übergang vom Enddarm zum After befinden.

Medizinisch werden krankhaft veränderte Hämorrhoiden in vier Grade (Stadien) unterteilt (siehe auch Seite 19):

- Stadium 1: Hämorrhoiden, die beim Pressen nicht aus dem After austreten.
- Stadium 2: Hämorrhoiden, die nur beim Pressen unterhalb des Afters knotenartig austreten und dann wieder zurückgehen.
- Stadium 3: Hämorrhoiden, die ständig, beim Pressen aber auch beim normalen Sitzen und jeder Form von körperlicher Bewegung, unterhalb des Afters austreten, dann aber auch wieder zurückgehen.
- Stadium 4: Hämorrhoiden, die unterhalb des Afters austreten und nicht mehr rückholbar sind.

Die häufigsten Symptome:

- Juckreiz und Brennen im Afterbereich sind nicht nur unangenehm, sondern können vor allem in Gesellschaft oder bei Nacht zur Qual werden. Grund hierfür ist ein mangelnder Feinabschluß des Afters. So gelangen Stuhlreste und/oder Schleim auf die äußere Analhaut, die dadurch gereizt wird.
- Feuchtigkeit im Afterbereich tritt vor allem in der Sommerzeit, in warmen Räumen und nachts im Bett erschwerend auf. Wegen der Wärmeentwicklung und des hinzukommenden Schweißes steigert sich der bereits angesprochene Juckreiz noch.
- Dranggefühl ähnlich dem Gefühl, sich nicht komplett entleert zu haben, tritt meist dann auf, wenn die vergrößerten Hämorrhoidalknoten mehr oder weniger weit in den Analkanal vordringen.
- Helles Blut am Stuhl, in der Toilettenschüssel oder am Klopapier entsteht durch Verletzungen der feinen Oberflächengefäße vergrößerter Hämorrhoidalpolster. Es kommt dann zu arteriellen Blutungen, vor allem während des Stuhlgangs.

Die Hauptauslöser für ein Hämorrhoidalleiden:

- Eine Bindegewebsschwäche gilt nach neuen Untersuchungen als eine der wichtigsten Ursachen, doch reicht sie allein meist nicht aus, krankhafte Veränderungen der Hämorrhoidalpolster hervorzurufen. Den Rest »erwerben« wir uns meist selbst.
- Falsche, vor allem ballaststoffarme, also faserarme Ernährung trägt zur Entstehung von Hämorrhoidenproblemen bei.
- Verstopfung und Abführmittel bilden einen für Hämorrhoidalprobleme tödlichen Kreislauf.
- Zu starkes Pressen beim Stuhllassen wirkt sich negativ auf die Hämorrhoidalpolster aus.
- Bei Frauen kann auch die Schwangerschaft das Hämorrhoidalleiden begünstigen.
- Der Faktor »Streß« kann hämorrhoidale Probleme fördern.

- Eine ungesunde Lebensweise, mit Bewegungsmangel gepaart, kann ebenfalls zu Hämorrhoidenproblemen führen.

Nicht jedes Schmerzen, Jucken und Zwicken am After muß aber auf Hämorrhoidenprobleme hindeuten. Erkrankungen mit ähnlichen Symptomen sind:
- Afterentzündung,
- Afterjucken,
- Afterkrampf,
- Analabszeß,
- Analekzem,
- Analfissur,
- Analfistel,
- Analprolaps,
- Analthrombose,
- Bandscheibenvorfälle mit Ausstrahlungen in den Beckenboden,
- Feigwarzen,
- Harnblasenerkrankungen,
- Inkontinenz,
- Kryptitis,
- Marisken,
- Muskelverkrampfungen an Scham- und Steißbein,
- Prostataerkrankungen bei Männern oder
- Unterleibserkrankungen bei Frauen.

Zur Feststellung eines Hämorrhoidalleidens ist der Besuch beim Arzt oder Heilpraktiker unumgänglich.

Die Schulmedizin kennt hauptsächlich nachfolgende Behandlungsmethoden:
- Medikamentenbehandlung
- Analdehner,
- Verödung (Sklerosierung),

- Abbindung (Ligatur),
- Infrarotbehandlung (Infrarotkoagulation),
- Elektrostimulation und
- Operation.

Die Naturheilkunde weist gerade bei der Behandlung von Hämorrhoiden ein breitgefächertes Anwendungsspektrum auf.

Wichtigste Maßnahme ist aber in den meisten Fällen eine Ernährungsumstellung auf ballaststoffreichere Nahrungsmittel. So eine Umstellung kann auch bei anderen therapeutischen Maßnahmen hilfreich sein.

Es gibt kein Allheilmittel, das jeden Menschen mit Sicherheit von seinen Hämorrhoidalbeschwerden erlöst, aber eine Vielzahl von Therapiemöglichkeiten sowohl im Bereich der Schulmedizin als auch in alternativen Heilbereichen. Wichtig ist, daß Sie etwas gegen Ihr Leiden und seine Symptome unternehmen und nicht weiter als schweigender Dulder durchs Leben gehen!

Anhang

Glossar

Aescin Hauptwirkstoff aus der Roßkastanie (*Aesculus hippocastanum*). Aescin hat eine kapillarabdichtende Wirkung.

Aesculus hippocastanum Botanischer Name der Roßkastanie.

ambulant In der ärztlichen Praxis durchführbar

Analabszeß Entzündungsherd im Analbereich, meist mit Eiterbildung verbunden.

Analdehner Instrument zur Dehnung des Afters.

Analekzem Hautentzündung am After.

Analkanal Abschluß des Enddarms.

Analkrypten Taschenförmige Vertiefungen an der *Linea dentata* im Analkanal.

Analpapillen Erhöhungen an der *Linea dentata* im Analkanal.

Analtampon Mit Mullstreifen oder ähnlichem umwickeltes Zäpfchen für den Einsatz im Analkanal.

Anthrachinon Bezeichnung für einen abführenden Wirkstoff, der erst durch Spaltung im Darm und Reduzierung durch Colibakterien wirksam wird.

Colibakterien Vor allem im Dickdarm vorkommende Bakterien, die für die normale Darmtätigkeit notwendig sind. Sie können aber auch allgemeine Körperinfektionen hervorrufen.

Colitis Auch Kolitis geschrieben, Fachbegriff für Dickdarmentzündung.

Diabetes mellitus Zuckerkrankheit.

Diagnose Im medizinischen Bereich: das Erkennen einer Krankheit durch einen Arzt.

Duodenum Zwölffingerdarm, Teil des Dünndarms.

Egline Wirkstoff aus dem Blutegel.

Ekzem Hautentzündung

Endoskopie Untersuchung des Darms mittels Hohlgeräten.

Enzyme Eiweißverbindungen, die als Biokatalysatoren wirken und nur von lebenden Zellen gebildet werden. Alle in Lebewesen ablaufenden Stoffwechselvorgänge sind nur durch das Wirken von Enzymen möglich.

Gummibandligatur Abbindung von Hämorrhoiden-Teilen mit kleinen Gummiringen.

hämorrhoidale Schwellpolster Anderer Name für Hämorrhoidalpolster.

Hämorrhoidalpolster Schleimhautpolster (mit Gefäßen), die sich am Übergang vom Enddarm zum After befinden.

Hirudin Die Blutgerinnung hemmender Bestandteil im Blutegelspeichel.

Hirudo medicinalis Medizinische Bezeichnung für eine Blutegelart, die in Europa, Nordafrika und Kleinasien vorkommt. Sie wird bei der Blutegelbehandlung eingesetzt.

Hirudo officinalis Bezeichnung für eine Blutegelart, die hauptsächlich in Ungarn gezüchtet oder wild gefangen wird. Sie kommt bei der Blutegelbehandlung zum Einsatz.

Hyperlasie Vergrößerung eines Organs durch Vermehrung der Zellen und der übrigen Gewebsbestandteile.

Ileum Krummdarm, Teil des Dünndarms.

Infrarotkoagulation Infrarotbestrahlung.

Inkontinenz Unfähigkeit, die Stuhl- und Harnentleerung zu kontrollieren.

Intestinum Darm.

Jejunum Leerdarm, Teil des Dünndarms.

Kardia Mageneingang.

Kolon Dickdarm.

Kolonkarzinom Dickdarmkrebs.

Ligaturbehandlung Abbindung von Hämorrhoiden-Teilen mit kleinen Gummiringen.

Linea dentata »Gezahnte Linie«, Bezeichnung für den Übergang von Mastdarm zum Analkanal.

Ligatur Abbindung.

Lipase Ein fettspaltendes Enzym.

Marisken Hautfalten am After.

Melilotus officinalis Steinklee, auch Honigklee genannt.

Morbus Crohn Eine chronische Darmschleimhaut- und Darmwandentzündung.

Palpation Austastung mit dem Finger.

Pförtner Magenausgang.

Polychreste So werden in der Homöopathie Heilmittel genannt, die über ein breites Wirkspektrum verfügen.

Proktologe Facharzt für Behandlungen von After- und Enddarmerkrankungen.

Proktologie Lehre von der Erkrankung des Enddarms.

Proktoskop Ein etwa 8 bis 12 Zentimeter langes innenbeleuchtetes Röhrchen, mit dem der Arzt das Darminnere bei Licht besehen kann.

Proktoskopie Afterspiegelung

Prolaps Austreten innerer Organe aus natürlichen Körperöffnungen.

Rektoskopie End- und Mastdarmspiegelung.

Sklerosierung Verödung.

Spekulum Analspreizer.

Symptom Krankheitszeichen.

Therapie Behandlung.

varikös Krampfaderartig.

Zotten Kleine, fingerartige Ausstülpungen der Schleimhaut.

Arzneimittelverzeichnis

Chemische Präparate

Dies ist eine Übersicht über die Präparate mit chemisch definierten Wirkstoffen, die derzeit eingesetzt werden.

Alcos-Anal® Salbe

1 g Salbe enthält: 100 mg Natriumoleat, 20 mg Polidocanol, 5-Chlorcarvacrol, Wollwachs, Glycerolmonostearat, Vaseline, Ölsäureoleylester, Carmellos-Natrium, Propylenglycol, Wasser, Parfüm, Antioxidans.

Anwendung: äußere und innere Hämorrhoiden, Fissuren und Schrunden der Analgegend, Proktitis, Analekzem, postoperative Rezidivprophylaxe.

Vorsicht! Wegen des Gehaltes an 5-Chlorcarvacrol nicht anwenden bei Kleinkindern, Säuglingen, während der Schwangerschaft und in Stillzeiten, ebenso nicht bei älteren Menschen und bei Überempfindlichkeit gegen ätherische Öle und Phenolderivate.

Nebenwirkungen: zu Beginn der Behandlung gelegentlich Brennen am Einsatzort. Sehr selten auch allergische Reaktionen.

Wechselwirkungen: Bei gleichzeitiger Anwendung von Kondomen kann es zu einer Verminderung der Reißfestigkeit und somit der Sicherheit von Kondomen kommen.

Alcos-Anal® Zäpfchen

1 Zäpfchen enthält: 200 mg Natriumoleat, 20 mg Polidocanol, 5-Chlorcarvacrol, Oleyloleat, Hartfett, Wasser, Antioxidans.

Anwendung: äußere und innere Hämorrhoiden, Fissuren und Schrunden der Analgegend, Proktitis, Analekzem, postoperative Rezidivprophylaxe.

Vorsicht! Bei Überempfindlichkeit gegen Phenolderivate und ätherische Öle. Wegen des Gehalts an 5-Chlorcarvacrol empfiehlt sich eine Anwendung bei Kleinkindern, Säuglingen, Schwangeren und während der Stillzeit nicht. Ebenso Vorsicht bei älteren Menschen.

Nebenwirkungen: zu Beginn der Behandlung gelegentlich Brennen am Einsatzort. Sehr selten auch allergische Reaktionen.

Wechselwirkungen: nicht bekannt.

Anaesthesin-Salbe 20 %

100 g Salbe enthalten: 20 g Benzocain, mittelkettige Triglyzeride, Polysorbat 80, Softisan 649, Myristylmyristat, weiße Vaseline.

Anwendung: Gegen Juckreiz, Gürtelrose, Hämorrhoiden, Brandwunden, Sonnenbrand, Insektenstiche, Anästhesie von Schmerzpunkten bei Ischialgie und Lumbago.

Vorsicht! Nicht anwenden bei Überempfindlichkeit gegen Benzocain, außerdem sind bei Überempfindlichkeit gegen Parabene mögliche Kreuzallergien zu beachten.

Nebenwirkungen: In seltenen Fällen kann es zu einer Überempfindlichkeitsreaktion kommen, bei großflächigen Anwendungen in seltenen Fällen zu einer Methämoglobinämie.

Wechselwirkungen: Bei gleichzeitiger Anwendung von Kondomen kann es zu einer Verminderung der Reißfestigkeit und somit der Sicherheit von Kondomen kommen.

Anaesthesin N-Zäpfchen

1 Zäpfchen enthält: 100 mg Benzocain, Polysorbat 80, Hartfett.

Anwendung: bei Hämorrhoiden, Pruritus und Fissuren.

Vorsicht! Nicht anwenden bei Benzocain-Überempfindlichkeit. Kreuzallergie ist bei Überempfindlichkeit gegenüber Parabenen möglich.

Nebenwirkungen: In sehr seltenen Fällen kann es zu einer Überempfindlichkeitsreaktion kommen, ebenso selten zu einer Methämoglobinämie.

Wechselwirkungen: nicht bekannt.

haemomac von ct (Kombipack, Salbe und Zäpfchen)

1 g Salbe enthält: 50 mg Bufexamac, 5 mg Lidocainhydrochlorid 1 H_2O, 50 mg basisches Bismutgallat, 50 mg Titandioxid, 0,7 mg Methyl-4-hydroxybenzoat E 218, 0,3 mg Propyl-4-hydroxybenzoat E 126, Glycerol, Sorbitan, Oleat, Stearat, Poly-7.hydriertes Rizinusöl, Triglyzeride, Vaseline, Prophylenglycol, Isopropylmyristat.

1 Zäpfchen enthält: 250 mg Bufexamac, 10 mg Lidocainhydrochlorid 1 H_2O, 100 mg basisches Bismutgallat, 100 mg Titandioxid, Hartfett.

Anwendung: bei Hämorrhoiden, insbesondere ersten Grades, zur Milderung akuter und chronischer analer Entzündungssymptome der Haut.

Vorsicht! Bei Kleinkindern und Säuglingen, bei Schwangeren und während der Stillzeit, bei Überempfindlichkeit und bei spezifischen Hautproblemen wie zum Beispiel Tuberkulose oder Syphilis.

Nebenwirkungen: Überempfindlichkeitsreaktionen, selten auch Streureaktionen unter Umständen mit Beteiligung ausgedehnter Hautflächen.

Wechselwirkungen: nicht bekannt.

Haenal® Salbe

100 g Salbe enthalten: 0,5 g Quinisocainhydrochlorid, E 127, E 218, Polysorbat 60, 1-Hexadecanol, weiße Vaseline, Glycerol 85 %, gereinigtes Wasser.

Anwendung: Juckreiz der Haut und Schleimhäute, Hämorrhoiden, Analschrunden, Insektenstiche.

Vorsicht! Stark blutende Hämorrhoidalknoten.

Nebenwirkungen: nicht bekannt.

Wechselwirkungen: nicht bekannt.

Hämo-Europuran®) N Salbe

100 g Salbe enthalten: 5 g Polidocanol

Anwendung: äußere und innere Hämorrhoiden, Risse im Afterbereich, Beseitigung von Schmerzen und Juckreiz bei Hämorrhoiden.
Nebenwirkungen: nicht bekannt.
Wechselwirkungen: nicht bekannt

Hämo-Europuran® N Zäpfchen

1 Zäpfchen enthält: 10 mg Polidocanol.
Anwendung: äußere und innere Hämorrhoiden, Risse im After-
bereich, Beseitigung von Schmerzen und Juckreiz bei Hämor-
rhoiden.
Nebenwirkungen: nicht bekannt.
Wechselwirkungen: nicht bekannt.

Isochinol®

100 g Salbe enthalten: 0,5 g Quinisocainhydrochlorid, 2-Hx-
droxyethylstearat, Nitrilotriethanol, Propylenglycol, Stearin-
säure, Paraben, E 218, Lavendelöl.
Anwendung: Juckreiz im Scham- und Analbereich, äußere Hä-
morrhoiden, Nesselsucht, andere juckende Hautleiden, Krätze,
Insektenstiche, Brandwunden, Sonnenbrand.
Vorsicht! Bei Allergie gegen das Konservierungsmittel Para-Hx-
droxybenzoesäure, sogenannte Paragruppenallergie.
Nebenwirkungen: seltene Reizungen oder allergische Hauter-
scheinungen. Bei auftretender Rötung oder Schwellung der
Haut Salbe nicht weiter anwenden!
Wechselwirkungen: nicht bekannt.

Mastu® S

1 g Salbe enthält: 50 mg Bufexamac, 50 mg basisches Bismutgallat, 50 mg Titandioxid, 5 mg Lidocain-HC $1H_2O$, Isopropylpalmitat, dünnflüssiges Paraffin, Polyethylen, Sorbitol,
Sorbitansesquioleat, gereinigtes Wasser, Wollwachs.

Anwendung: Hämorrhoiden ersten und zweiten Grades, akute Analfissur, akutes und chronisches Analexem, Proktitis.

Vorsicht! Bei speziellen Hautprozessen im Anwendungsbereich, zum Beispiel Tuberkulose und Syphilis.

Nebenwirkungen: gelegentlich Überempfindlichkeitsreaktionen, lokale Reizerscheinungen. Selten Streureaktionen, Schwellungen der Haut mit anschließender Bläschenbildung, Nässen und Schuppenbildung sowie Quaddelbildung.

Wechselwirkungen: Bei gleichzeitiger Anwendung von Kondomen kann es zu einer Verminderung der Reißfestigkeit und somit der Sicherheit von Kondomen kommen.

Proctoparf® Salbe

1 g Salbe enthält: 50 mg Bufexamac, 50 g basisches Bismutgallat, 50 mg Titandioxid, 5 mg Lidocainhydrochlorid $1H_2O$, Wollwachs, Polyethylen, dünnflüssiges Paraffin, Isopropylpalmitat, Sorbitansesquioleat, Sorbitol, gereinigtes Wasser.

Anwendung: Hämorrhoiden ersten und zweiten Grades, Afterrisse, akutes und chronisches Analekzem, entzündliche Prozesse im Bereich von After und Mastdarm.

Vorsicht! Anwendung bei Kindern, Jugendlichen sowie während der Schwangerschaft und Stillzeit nur nach ärztlichem Rat. Nicht bei spezifischen Hautprozessen im Anwendungsbereich verwenden, zum Beispiel Tuberkulose und Syphilis.

Nebenwirkungen: Überempfindlichkeit gegen einen der Bestandteile, dies äußert sich durch lokale Reizerscheinungen wie Rötungen, Brennen, Juckreiz. In seltenen Fällen kann es zu einer Streureaktion kommen, wobei auch unbehandelte Hautbezirke beteiligt sein können, so kann es zu Schwellungen der Haut mit anschließender Bläschenbildung, Nässen, Schuppenbildung und Quaddeln kommen.

Wechselwirkungen: nicht bekannt.

Sperti Präparation H Salbe
1 g Salbe enthält: 10 mg Hefe-Dickextrakt, 30 mg Haifischleber-Öl, gereinigtes Wasser, Chlorhexidingluconat.
Anwendung: Hämorrhoidalleiden
Nebenwirkungen: nicht bekannt.
Wechselwirkungen: nicht bekannt.

Naturheilmittel
Übersicht über die derzeit angebotenen Präparate mit natürlich definierten Wirkstoffen:

336 Hamamelis-Salbe
100 g Salbe enthalten: 0,5g Folia Hamamelidis, 10 ml wäßrigalkoholischer Auszug aus 5,5 g Cortex Hamamelis, 0,25 g Flores Chamomillae, 0,05 g Flores Calendulae sine Calycibus, 0,5 ml Carduus marianus, 0,5 ml Echinacea angustifolia.
Anwendung: tropische Hautschäden, Hämorrhoidalbeschwerden, Ekzem, Fissuren, Wundsein.
Nebenwirkungen: nicht bekannt
Wechselwirkungen: nicht bekannt.

Aesculus forte-Hevert Tinktur
100 ml enthalten: 39 ml Aesculus hippocastanum D1, 8 ml Aesculus glabra D4, 8 ml Belladonna D4, 8 ml Collinsonia canadensis D2, 8 ml Hamamelis D3, 8 ml Millefolium D3, 8 ml Nux vomica D4, 8 ml Ratanhia D3, Ethanol
Anwendung: venöse Stasen, Krampfadern, Analfissuren, Hämorrhoiden, Venenentzündung.
Nebenwirkungen: nicht bekannt.
Wechselwirkungen: nicht bekannt.

Anisan® Hämorrhoiden-Salbe S

1 g Salbe enthält: 25 mg Fluidextrakt aus frischen Roßkastaniensamen, 8,25 mg Fluidextrakt aus frischen Kamillenblüten, 15,5 mg Aluminiumacetat-tartrat-Lösung, 10 mg basisches Bismutgallat, 6,5 mg Menthol, 125 mg Destillat aus frischen Hamameliszweigen mit Blättern, 16,75 mg Johanniskrautöl, 16,75 mg Lebertran, Hilfsstoffe: Wollwachsalkoholsalbe, Wollwachs, gelbe Vaseline.

Anwendung: Hämorrhoiden, Analfissuren, Analekzem, Pruritus ani.

Vorsicht! Nicht anwenden bei Überempfindlichkeit gegen Bestandteile der Salbengrundlage.

Nebenwirkungen: nicht bekannt.

Wechselwirkungen: nicht bekannt.

Anisan® Suppositorien S Zäpfchen

1 Zäpfchen enthält: 40 mg Fluidextrakt aus frische Roßkastaniensamen, 30 mg Fluidextrakt aus frischen Kamillenblüten, 39 mg Aluminiumacetat-tartrat-Lösung, 20 mg basisches Bismutgallat, 10 mg Menthol, 200 mg Destillat aus frischen Hamameliszweigen mit Blättern, 30 mg Johanniskrautöl, 30 mg Lebertran, Hartfett

Anwendung: Hämorrhoiden, Analfissuren, Analekzem, Pruritus ani.

Nebenwirkungen: nicht bekannt.

Wechselwirkungen: nicht bekannt.

F 99 Sulgan Hämorrhoidal-Salbe N

100 g Salbe enthalten: 1,295 g Trockenextrakt aus Hamamelisrinde

Anwendung: äußere Hämorrhoiden, Analekzeme, Analfissuren, Infektionen, Entzündungen und Juckreiz im Bereich des Darmausganges.

Nebenwirkungen: nicht bekannt.

Wechselwirkungen: nicht bekannt.

F 99 Sulgan Hämorrhoidal-Zäpfchen N
1 Zäpfchen enthält: 0,095 g Hamamelisrindentrockenextrakt.
Anwendung: innere Hämorrhoiden, Analfissuren, Infektionen und Entzündungen im Bereich des unteren Mastdarmes.
Nebenwirkungen: nicht bekannt.
Wechselwirkungen: nicht bekannt.

Hormonapin Heilsalbe 3 %
100 g Salbe enthalten: 3 g Öl-Äthanol-Wasserauszug aus Bienenbrutsaft, 1 g Kamillenblütenextrakt
Anwendung: entzündliche Hautreizungen, Hautallergien, Insektenstiche, Nesselfieber, Sonnenbrand, Verbrennungen, Hämorrhoiden, stumpfe Sport- und Unfallverletzungen wie Prellungen, Verstauchungen, Blutergüsse, Zerrungen, Nervenschmerzen, Migräne.
Nebenwirkungen: nicht bekannt.
Wechselwirkungen: nicht bekannt.

Infiproct Zäpfchen
1 Zäpfchen enthält: 100 mg Extractum Hamamelidis e foliis et cortice sicc.
Anwendung: Hämorrhoiden
Nebenwirkungen: nicht bekannt.
Wechselwirkungen: nicht bekannt.

Nützliche Adressen

Allgemein

Bundeszentrale
für gesundheitliche Aufklärung
Ostmerheimer Str. 220
D-51109 Köln
Tel.: 02 21/89 92-0

Bundesvereinigung für Gesundheit e. V.
Heilsbachstr. 30
D-53123 Bonn
Tel.: 02 28/9 87 27-0

Deutsche Gesellschaft für
Ernährung e. V.
Im Vogelsang 40
D-60488 Frankfurt/Main
Tel.: 0 69/97 68 03

Deutsche Gesundheitshilfe
(DGH) e. V.
Sektion Magen + Darm
Hausener Weg 61
D-60489 Frankfurt/Main
Tel.: 0 69/7 89 47 47

Deutsche Gesellschaft
für Gesundheitsvorsorge e. V.
D-25980 Westerland
Tel.: 0 46 51/20 14 55

Gesellschaft für Gesundheitsberatung e. V.
Taunusblick 1
D-56112 Lahnstein
Tel.: 0 26 21/91 70-0

Spezielle Selbsthilfegruppen bei starken Schmerzen

Deutsche Schmerzhilfe e. V.
Bundesverband
Woldsenweg 3
D-20248 Hamburg
Tel.: 0 40/46 56 46

Speziell für Frauen

Deutsche Schmerzliga e. V.
Postfach 10 08 34
D-60008 Frankfurt/Main
Tel.: 0 69/29 98 80-75

Frauenselbsthilfe – Frauenberatung
im Arbeitskreis Frauengesundheit
in Medizin, Psychotherapie
und Gesellschaft e. V.
Im kleinen Sande 7
D-21640 Horneburg
Tel.: 0 41 63/9 13 52

SOMA e. V. – Selbsthilfe-
organisation
für angeborene Mißbildungen
des Anus
Elterninitiative für inkontinente Kinder
Stresemannstr. 67
D-47803 Krefeld
Tel.: 0 21 51/76 07 90

Bundeselternvereinigung für
Anthroposophische
Heilpädagogik und Sozial-
therapie e. V. – Geschäftsstelle
Schloßstr. 9
D-61209 Echzell
Tel.: 0 60 35/8 11 90
und 8 12 17

Kindernetzwerk e. V. für
kranke Kinder und Jugendliche
in der Gesellschaft
Hanauer Str. 15
D-63739 Aschaffenburg
Tel.: 0 60 21/1 20 30

Bei Inkontinenz

Gesellschaft für Inkontinenz-
hilfe (GIH) e. V.
Friedrich-Ebert-Str. 124
D-34119 Kassel
Tel.: 05 61/78 06 04

Hilfe für inkontinente
Personen (HFI) e. V.
Selbsthilfekontaktstelle
Gesundheit
Postfach 11 13 22
D-40513 Düsseldorf
Tel.: 02 11/59 21 27

Nachfragen zu Arzneimitteln

Bundesinstitut für Arzneimittel
u. Medizinprodukte
Falckensteinstr. 2
D-12307 Berlin
Tel.: 0 30/45 48-30

Bundesverband Deutscher
Apotheker e. V.
Liederbacher Str. 97
D-65929 Frankfurt/Main
Tel.: 0 69/31 24 64

Nachfrage nach Fachärzten

Bundesärztekammer
Herbert-Lewin-Str. 1
D-50931 Köln
Tel.: 02 21/40 04-0

Berufsverband
der Coloproktologen Deutsch-
lands e. V.
Prinzregentenstr. 121
D-81677 München
Tel.: 0 89/4 70 82 79

Deutscher Zentralverein
Homöopathischer Ärzte
Linkenheimer Landstr. 113
D-76149 Karlsruhe

*Nachfrage nach
Heilpraktikern*

Bund Deutscher Heilpraktiker
(BDH)
Tel.: 0 25 81/6 15 50

Fachverband
Deutscher Heilpraktiker e. V.
Hamburg
Oderfelder Str. 17
D-20149 Hamburg
Tel.: 0 40/25 75 75

Freie Heilpraktiker e. V.
Beruf- und Fachverband
Sternwartstr. 42
D-40223 Düsseldorf
Tel.: 02 11/90 17 29-0

Freier Verband Deutscher
Heilpraktiker e. V.
Geschäftsstelle Münster
Erphostr. 23
D-48145 Münster
Tel.: 02 51/13 68 86

Verband Deutscher
Heilpraktiker e. V. (VDH)
Ernst-Grote-Str. 13
D-30916 Isernhagen
Tel.: 05 11/6 16 98-0

*Nachfragen zu alternativen
Methoden*

Arbeitsgemeinschaft
für Klassische Akupunktur
und Traditionelle Chinesische
Medizin e. V.
Starnberger Str. 3
D-82131 Gauting
Tel.: 0 89/8 50 72 35

Berufsverband Deutscher
Yogalehrer
Riemenschneiderstr. 4
D-97250 Erlabrunn

Bundesverband
Patienten für Homöopathie
Lange Str. 47
D-37181 Hardegsen
Tel.: 0 55 05/10 70

Deutsche Akademie
für Akupunktur und
Aurikulomedizin e. V.
Connollystr. 26
D-80809 München

Deutsche Gesellschaft
für alternative Medizin e. V.
Drostestr. 14
D-30161 Hannover
Tel.: 05 11/3 94 04 97

Deutsche Gesellschaft
für Ayur-Veda e. V.
Sekretariat:
Wildbadstr. 201
D-56841 Traben-Trarbach
Tel.: 0 65 41/58 17

Deutsche Gesellschaft für
Ayurveda
Am Berg 5 a
D-49143 Bissendorf

Deutsche Gesellschaft für
Klassische Homöopathie e. V.
Grundtvigstr. 39
D-33330 Gütersloh
Tel.: 0 52 41/34 06 21

Hahnemannia,
Deutscher Verband
für Homöopathie und Lebens-
pflege e. V.
Geschäftsstellen
Kapuzinerweg 20
D-89150 Laichingen

Int. med. Gesellschaft
für Elektroakupunktur nach
Voll
Weinstr. Süd 45
D-67098 Bad Dürkheim

Internationale Anfragen

World Health Organization
(WHO)
Av. Appia
CH-1211 Genf
Tel.: 00 41/2 27 91 21 11

Kontaktadresse
zu diesem Buch

media perform
Postfach 11 63
D-27628 Hagen
E-Mail: info@deam.de

Internet-Adressen (URL)

Berufsverband der Coloproktologen Deutschlands e. V.
www.coloproktologen.de/bcd/
wir.htm

Bund Deutscher Heilpraktiker
(BDH):
www.bdh-online.de/hp-heil-
kunde/1-2-98/nachrichten-
aus-dem-verband.htm

Bundesverband der Fachärzte:
www.bnf.de/

Bundesverband Patienten für
Homöopathie:
www.homeopathy.de/Index.htm

Dino – Esoterik – Alternative
Heilkunde:
www.dino-online.de/seiten/
go20h.htm

Freie Heilpraktiker e. V.
www.freieheilpraktiker.com/

Freier Verband Deutscher
Heilpraktiker e. V.:
www.fvdh.de/

Verband Deutscher
Heilpraktiker e. V. (VDH):
www.heilpraktiker-vdh.de/

Die etwas andere Medizin
(Datenbank):
www.deam.de

Produktinformation:
www.mothernature.com/
www.medizin.freepage.de/
china-medizin/

Stichwortverzeichnis

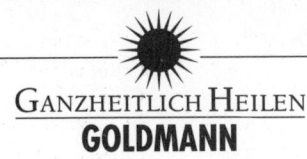

GANZHEITLICH HEILEN
GOLDMANN

Den ganzen Menschen heilen

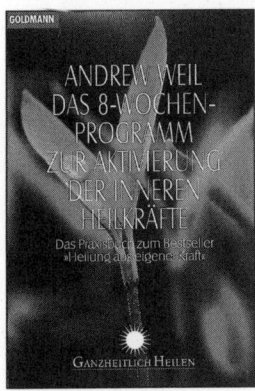

Andrew Weil, Das 8-Wochen-
Programm zur Aktivierung
der inneren Heilkräfte   14135

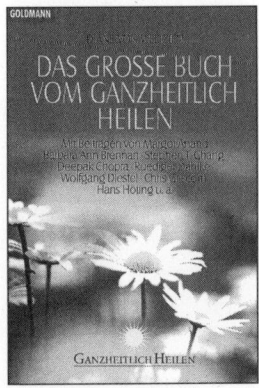

Diane von Weltzien (Hrsg.),
Das große Buch vom
ganzheitlichen Heilen   14137

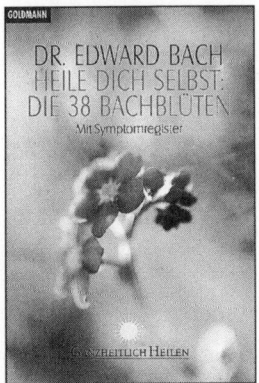

Dr. Edward Bach, Heile dich selbst:
Die 38 Bachblüten   14150

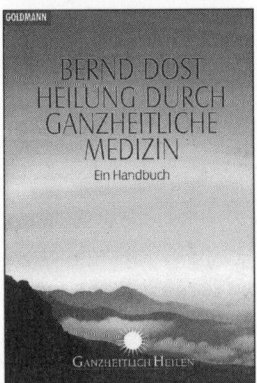

Bernd Dost, Heilung durch
ganzheitliche Medizin   13971

Goldmann • Der Taschenbuch-Verlag

GOLDMANN

Chinesische Wege der Heilung

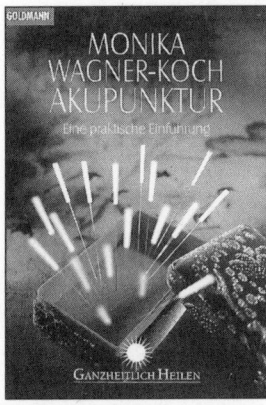

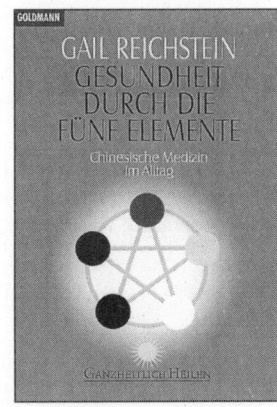

Monika Wagner-Koch,
Akupunktur   14121

Gail Reichstein, Gesundheit durch
die fünf Elemente   14153

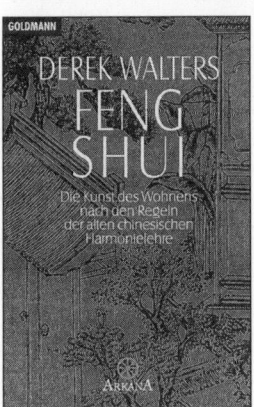

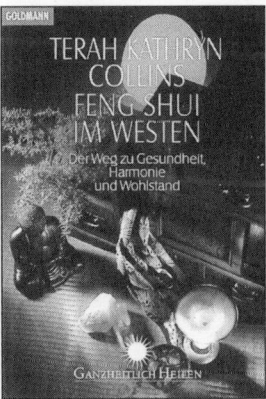

Derek Walters,
Feng Shui   12267

Terah Kathryn Collins,
Feng Shui im Westen   14152

Goldmann • Der Taschenbuch-Verlag

GOLDMANN

*Das Gesamtverzeichnis aller lieferbaren Titel erhalten Sie
im Buchhandel oder direkt beim Verlag.*

Taschenbuch-Bestseller zu Taschenbuchpreisen
– Monat für Monat interessante und fesselnde Titel –

✳

Literatur deutschsprachiger und internationaler Autoren

✳

Unterhaltung, Thriller, Historische Romane
und Anthologien

✳

Aktuelle Sachbücher, Ratgeber, Handbücher
und Nachschlagewerke

✳

Esoterik, Persönliches Wachstum und
Ganzheitliches Heilen

✳

Krimis, Science-Fiction und Fantasy-Literatur

✳

Klassiker mit Anmerkungen, Autoreneditionen
und Werkausgaben

✳

Kalender, Kriminalhörspielkassetten und
Popbiographien

Die ganze Welt des Taschenbuchs

Goldmann Verlag · Neumarkter Str. 18 · 81673 München

Bitte senden Sie mir das neue kostenlose Gesamtverzeichnis

Name: _____

Straße: _____

PLZ / Ort: _____